Breuer

Heilende Wärme

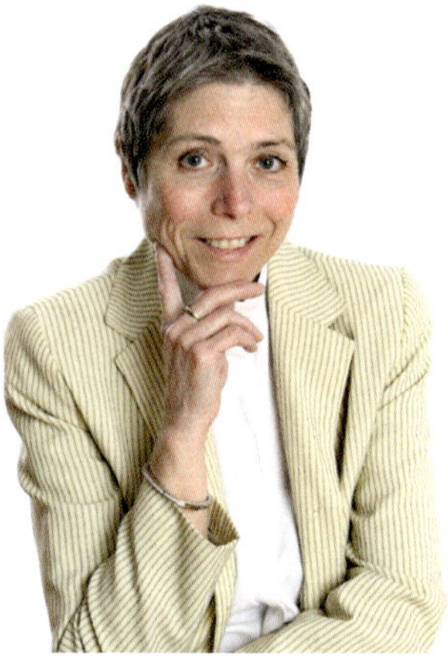

Dr. med. Vera Breuer
studierte zunächst Chemie in Bonn, anschließend Medizin in Lüttich (Belgien) und Erlangen. Bereits gegen Ende des Medizinstudiums interessierte sie sich für Naturheilverfahren und insbesondere für die Akupunktur. Nach dem Studium widmete sie sich einer anthroposophischen Ausbildung bei Dr. Berthold Peipers in Bonn, danach zahlreichen Weiterbildungen in Naturheilverfahren. 1993 belegte sie Kurse am Akupunkturzentrum der Weltgesundheitsorganisation in Peking, besuchte zahlreiche Fortbildungsveranstaltungen in Asien und hielt eigene Vorträge in China, in Vietnam und auf den Philippinen. Seit 1993 betreibt sie eine eigene Praxis in Solingen mit Schwerpunkt Akupunktur. Seit 1996 ist sie als Dozentin für Akupunktur in verschiedenen Ärztegesellschaften tätig. 2001 übernahm sie die ärztliche Leitung des Colleg Akupunktur und Naturheilkunde (www.CANKURS.de). Diese Gesellschaft bildet bundesweit Ärzte, Hebammen und Heilpraktiker in Akupunktur aus.

Dieses Buch widme ich meiner Familie, meinem Vater Erhard Jeschke, der leider schon seit über 10 Jahren verstorben ist, meiner Mutter Barbara Jeschke, die mir bis heute in Rat und Tat zur Seite steht, meinen Brüdern Wolfgang und Robert Jeschke, die immer liebevoll für mich da sind, und meinem Ehemann Karl-Heinz Breuer, der gelernt hat, mich so zu nehmen, wie ich bin.

Dr. med. Vera Breuer

Heilende Wärme

Selbstheilung mit Moxa & chinesischer Hausmedizin

- Einfach Schluss mit Erkältungen, Erschöpfung, Schmerzen & Co.

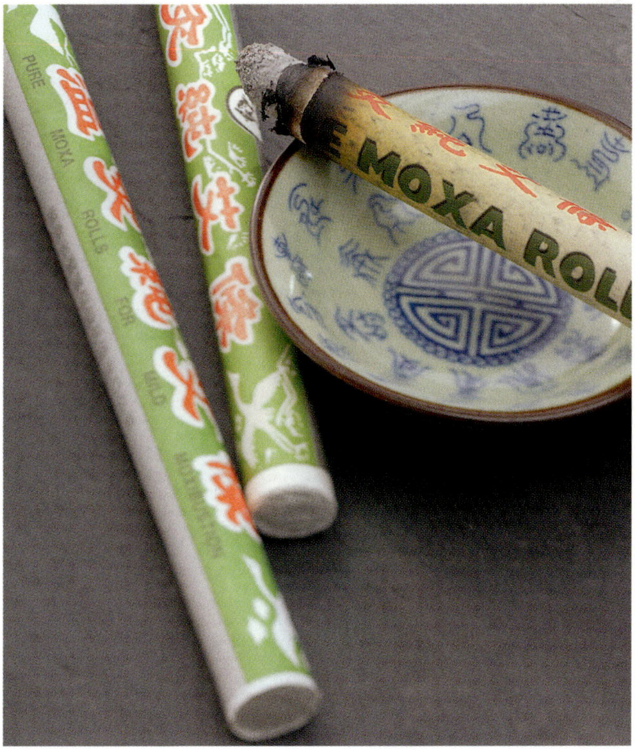

Haug

Das Konzept der TCM

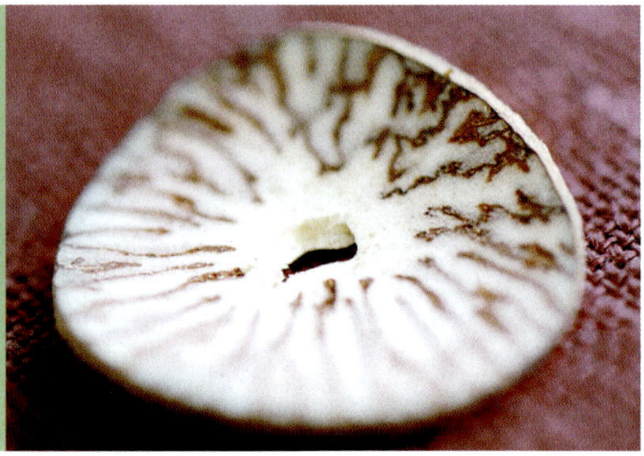

Selbstbehandlung mit Moxa & Co.

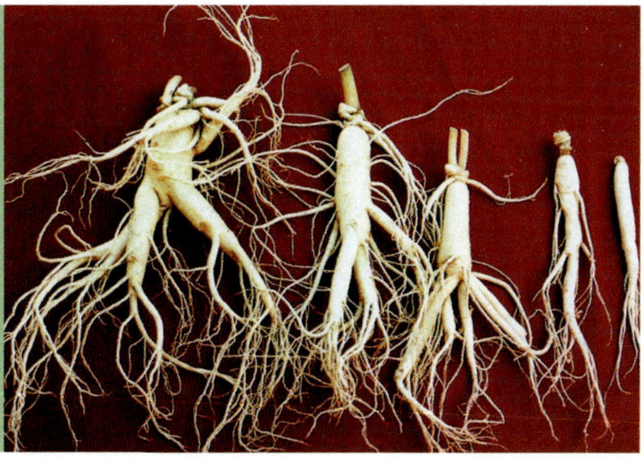

Heilung mit Chinesischer Hausmedizin

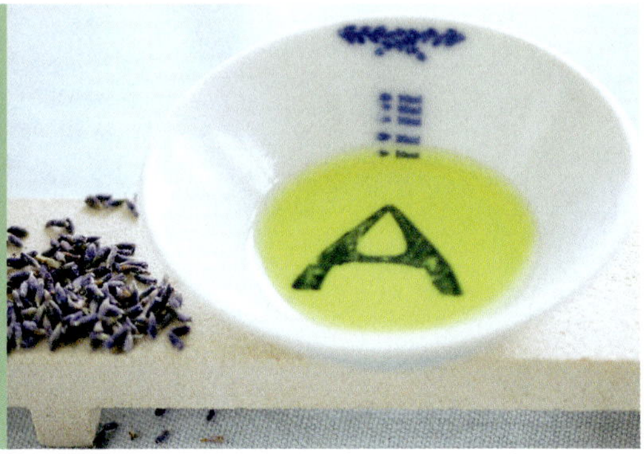

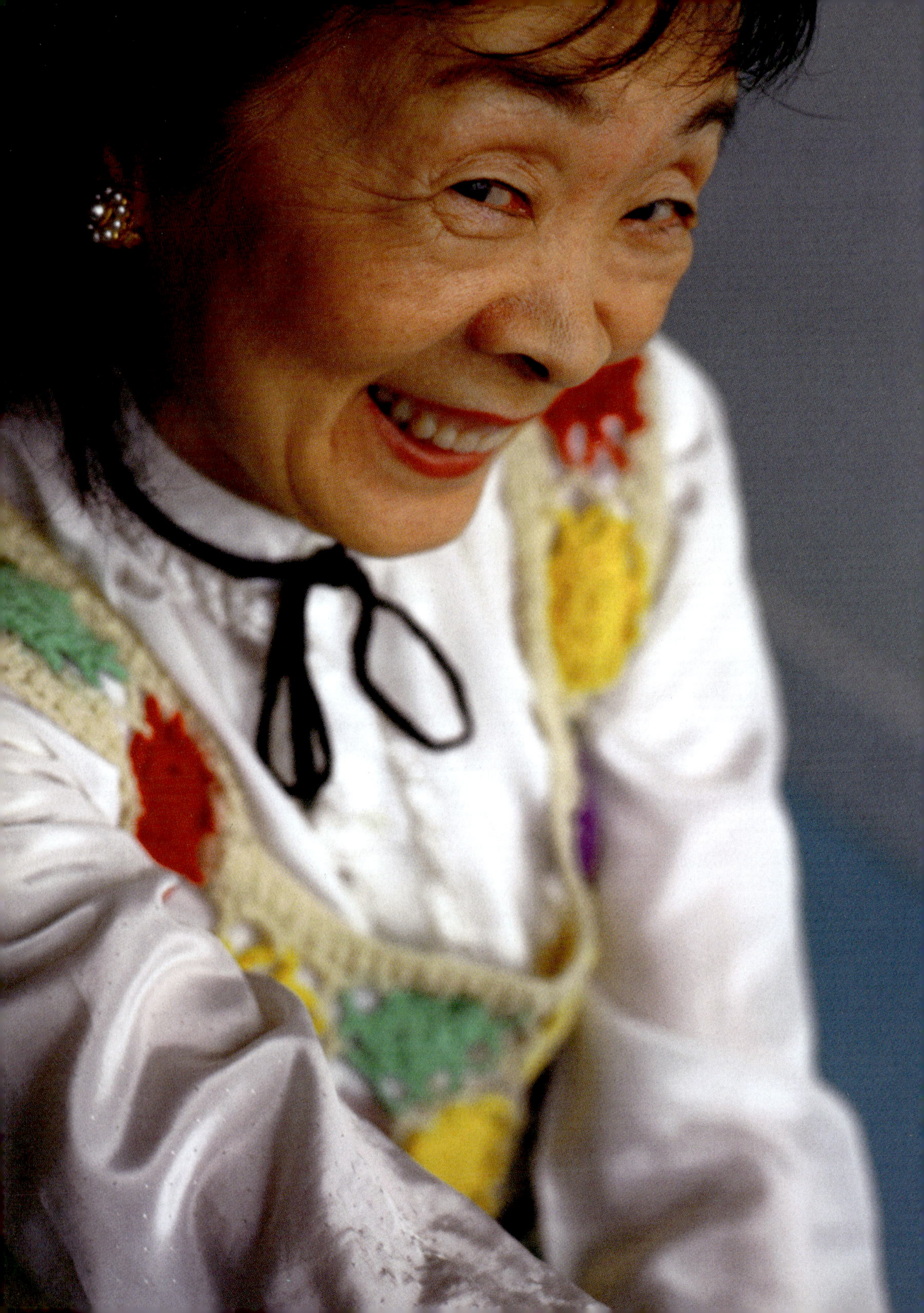

Liebe Leserin, lieber Leser,

seit mehr als 20 Jahren bin ich als Ärztin mit der Akupunktur und den asiatischen, vornehmlich den chinesischen Heilweisen vertraut und behandele meine Patienten mit diesen segensreichen Methoden. Immer wieder werden mir von Patienten ähnliche Fragen gestellt: Wie genau solche Methoden helfen, wie man sich das mit den Meridianen vorstellen müsse und vor allem, wie man solche Heilweisen für die Selbstbehandlung nutzen könne. Daraus entstand die Idee, solche Fragen für meine Patienten in einem Buch zusammengefasst zu beantworten. Mit der Hilfe des Haug Verlages in Stuttgart konnte dieser Plan in die Tat umgesetzt werden. Frau Dr. Weißmann und meine Lektorin Frau Seifert haben mich immer wieder dabei unterstützt, alles möglichst verständlich darzustellen. Bei ihnen und all den vielen Menschen, die daran mitgearbeitet haben, dass nun endlich dieses Werk vorliegt, bedanke ich mich.

Sie als Leser werden in verständlicher Form Antworten auf Ihre Fragen finden. Sie werden erfahren, wie Sie sich selbst helfen können, wenn Sie unter lästigen Befindlichkeitsstörungen oder unter chronischen Beschwerden leiden, bei denen mit der gängigen Medizin nichts mehr ausgerichtet werden kann. Sie werden erfahren, was mit den Elementen gemeint ist, die in der Traditionellen Chinesischen Medizin (TCM) immer wieder auftauchen. Was darunter zu verstehen ist, wenn bei Ihnen eine Wind-Erkrankung festgestellt wird; oder was es bedeutet, wenn Sie dem Metall-Typ entsprechen. Es lohnt sich, die jahrtausendealten Heilweisen kennen zu lernen, anzuwenden und sie dadurch in unsere westliche Welt mit aufzunehmen und zu erhalten.

Sie können aktiv mithelfen, Ihre Gesundheit zu erhalten oder zurückzugewinnen. In unserer heutigen Zeit wird so vieles delegiert – sogar die Verantwortung für den Erhalt der eigenen Gesundheit. Lernen Sie die vorgestellten Methoden kennen und wenden Sie sie an – dann werden Sie miterleben, dass Schmerzen verschwinden, dass das Befinden sich bessert und man sich wieder wohl in seiner Haut fühlt. Übernehmen Sie Verantwortung für Ihren Körper und Ihre Gesundheit – dieses Buch möchte Ihnen hierzu eine kleine Hilfestellung bieten.

Ihre *Vera Breuer*

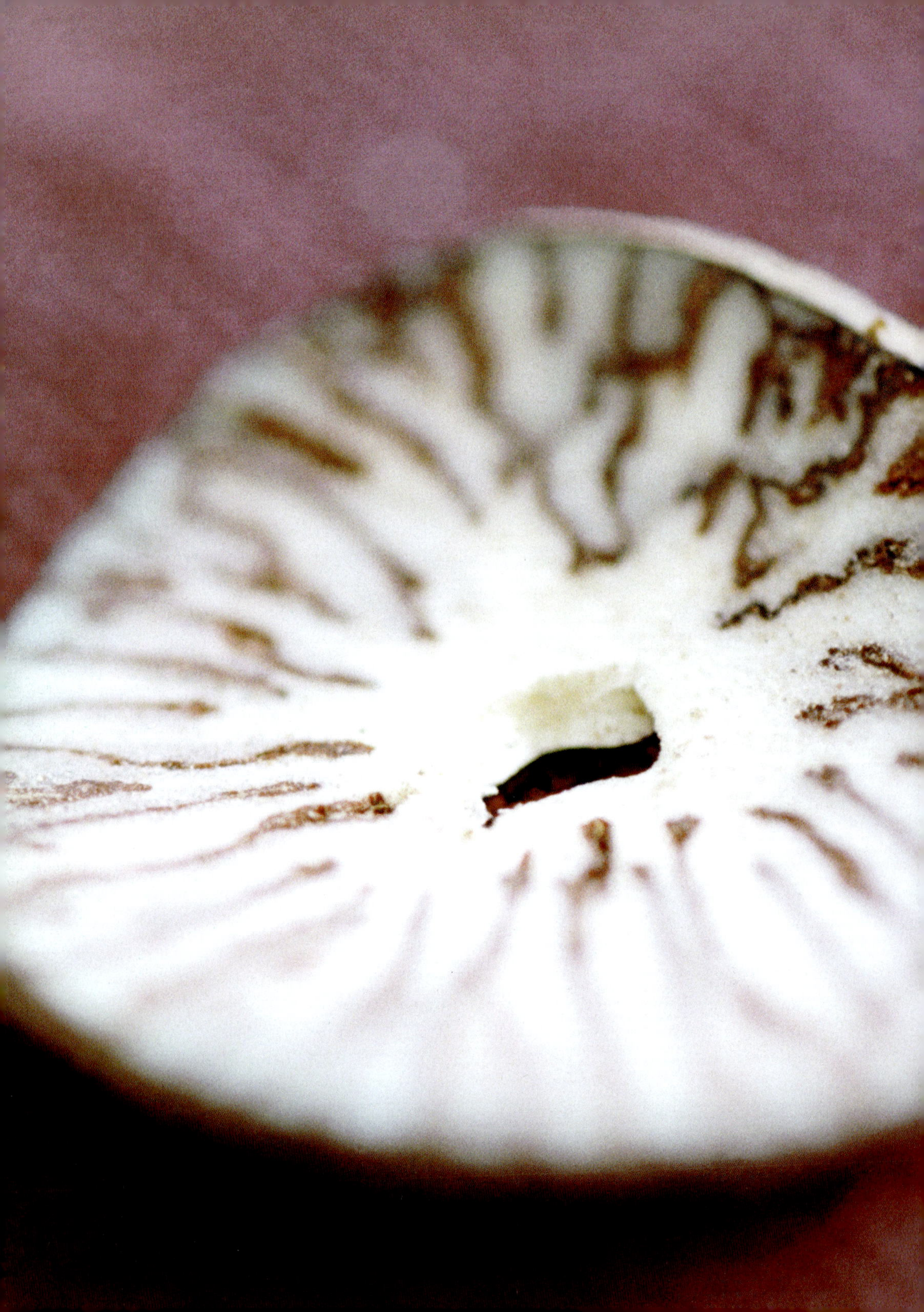

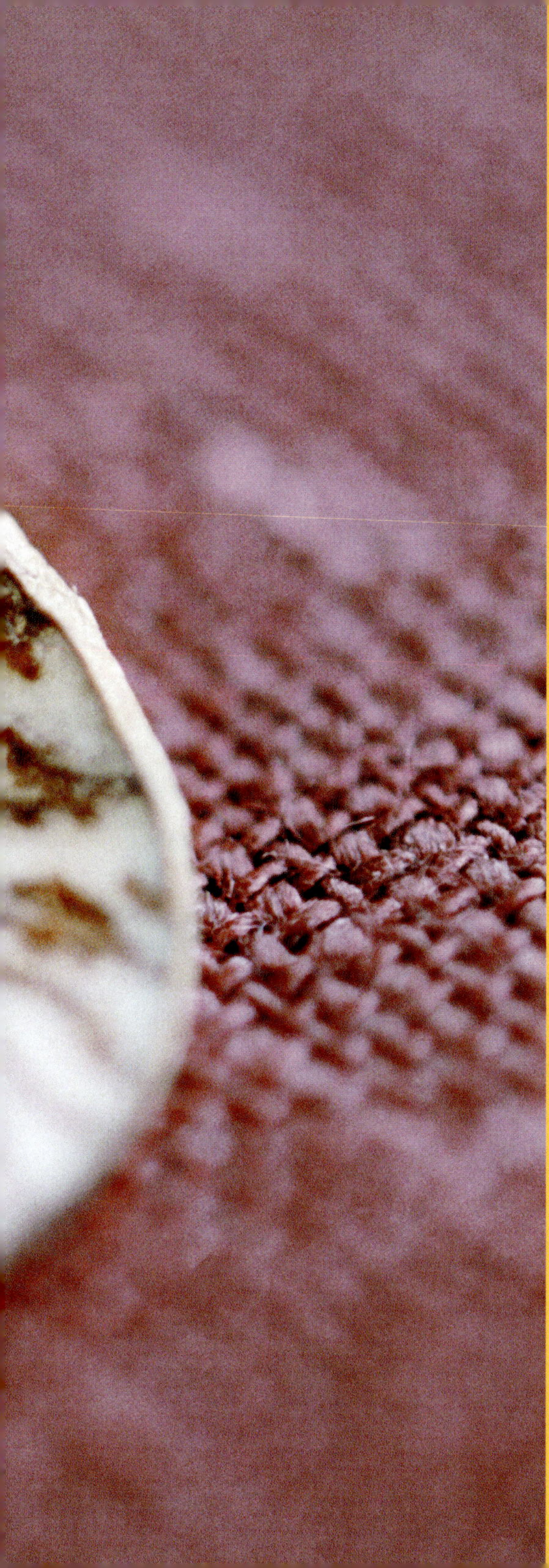

Das Konzept der TCM

Harmonisierung und Gleichgewicht bilden die Basis der Traditionellen Chinesischen Medizin. Gesundheit kann dann entstehen, wenn man in seiner Mitte ist und die Lebensenergie ungestört fließen kann. Lassen Sie sich einladen und lernen Sie die wichtigsten Grundlagen der chinesischen Heilkunst kennen.

Meridiane: Kanäle für die Energie

Nach Auffassung der TCM gelangt die Lebensenergie Qi über „Energiekanäle“ in alle Körperregionen.

Die Energiekanäle – auch Meridiane oder Leitbahnen genannt – sind über dem gesamten Körper verteilt. Sie verlaufen etwas unter der Hautoberfläche und besitzen viele Abzweigungen in den Körper. Die Funktion von allen Organen und Geweben des Körpers ist von einer angemessenen Energieversorgung über die Leitbahnen abhängig. Störungen und Krankheiten erzeugen energetische Störungen in den Leitbahnen, und auch umgekehrt führen Störungen im Energiefluss der Leitbahnen zu Krankheiten oder Funktionsstörungen im Körper. Diese Störungen können sowohl aufgrund einer zu geringen als auch einer zu heftigen Durchströmung der Leitbahn entstehen.

Mithilfe von Reizen wird versucht, die Energiedurchströmung eines Meridians wieder zu harmonisieren. Damit werden körpereigene Selbstheilungskräfte aktiviert. Um Reize zu setzen verwendet man Nadelstiche (Akupunktur), Druck (Akupressur) oder auch Wärme (Moxa).

- Akupunkturpunkte sind die Kanaldeckelchen, über die man Zugang zu den Leitbahnen bekommt.

Einige Akupunkturpunkte entfalten bei Reizung ihre Wirkung direkt in der Nähe, andere auch in entfernteren Körperregionen. Wird beispielsweise ein Punkt gereizt, der sich auf der Nierenleitbahn befindet, hat dies guten Einfluss auf die Nierenfunktion – auch wenn sich dieser Punkt gar nicht in der Nähe der Niere befindet, sondern unter der Fußsohle.

Haupt- und Sondermeridiane

Auf jeder Körperhälfte verlaufen zwölf Hauptleitbahnen. Sie tragen die Namen von Organen oder Wirkrichtungen und werden folgendermaßen benannt: Lunge, Dickdarm, Magen, Milz, Herz, Dünndarm, Blase, Niere, Pericard (Herzbeutel), Dreifacher Erwärmer (Wirkrichtung: Er stellt zusätzliche Energie für den Körper zur Verfügung), Gallenblase und Leber.

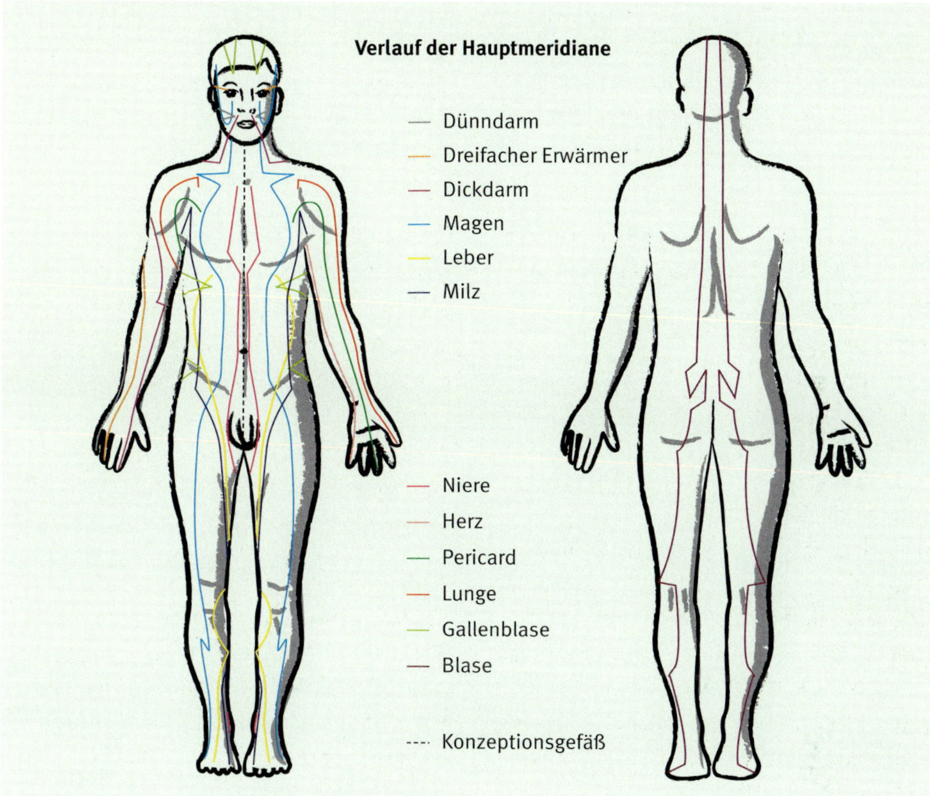

Auf den Leitbahnen befinden sich die meisten Akupunkturpunkte, es gibt jedoch auch wichtige Punkte außerhalb der Leitbahnen.

Neben diesen zwölf Hauptleitbahnen gibt es weitere Sonderleitbahnen, von denen acht zu den „außerordentlichen" Leitbahnen gehören. Diese werden auch als „Wundermeridiane" bezeichnet, hierzu gehören beispielsweise das Lenker- oder das Konzeptionsgefäß.

In den Hauptleitbahnen fließt ständig Energie, diese versorgt alle Organe und Körperregionen. In den außerordentlichen Leitbahnen befindet sich nach der Vorstellung der Traditionellen Chinesischen Medizin Reserveenergie. Man kann aus den außerordentlichen Leitbahnen nahezu unerschöpflich Energie abzweigen oder überschüssige Energie dorthin ableiten. Die außerordentlichen Leitbahnen tragen so einprägsame Namen wie „Erhaltungsgefäß des Yin/

Yang“ (siehe Seite 118) oder „Beschleunigungsgefäß des Yin/Yang“ (siehe Seite 80). Das Hinzuziehen der außerordentlichen Leitbahnen bei einer Therapie hat meist gute Effekte auf die Gesundheit, kann aber auch die Energiereserven des Menschen sehr beanspruchen. Daher werden die außerordentlichen Leitbahnen nur in Ausnahmefällen eingesetzt.

Funktionskreise: Alles ist verbunden

Eine Leitbahn steht nicht nur mit ihrem namengebenden Organ in Verbindung, sondern ihr sind noch andere Funktionen und Zusammenhänge zugeordnet. Man bezeichnet das als „Funktionskreis“. Immer mindestens zwei Leitbahnen versorgen bestimmte Gewebe und Organe. So sind beispielsweise die Haut und die Schleimhäute im Körper vom energetischen Zustand der Lungen- und der Dickdarmleitbahn abhängig. Die Muskulatur ist von der Leber- und der Gallenblasenleitbahn abhängig.

Jedem Funktionskreis sind auch bestimmte Tageszeiten zugeordnet. Jede der zwölf Hauptleitbahnen spielt immer für zwei Stunden am Tag eine dominie-

Die zwölf Hauptleitbahnen und ihre Zuordnungen

Leitbahn	Leber, Gallenblase	Herz, Dünndarm	Pericard, Dreifacher Erwärmer	Milz, Magen	Lunge, Dickdarm	Niere, Blase
Element	Holz	Feuer	Feuer	Erde	Metall	Wasser
Jahreszeit	Frühjahr	Sommer	Sommer	Spätsommer	Herbst	Winter
Gewebe	Muskel	Gefäße	Gefäße	Bindegewebe	Haut	Knochen
Gefühl	Zorn	Freude	Freude	Sorge	Trauer	Angst
Witterung	Wind	Hitze	Hitze	Nässe	Trockenheit	Kälte
Himmelsrichtung	Ost	Süd	Süd	Mitte	West	Nord

rende Rolle in der energetischen Gesamtversorgung des Körpers. Wiederkehrende Beschwerden, die immer zur gleichen Tageszeit auftreten, können auf einen Meridian hinweisen, dessen energetische Durchströmung gerade zu dieser Zeit gestört ist.

Auch Jahreszeiten gehören zu einem Funktionskreis. So ist die Jahreszeit für Lunge und Dickdarm der Herbst. In dieser Jahreszeit nimmt die Zahl der Atemwegs- und Darmerkrankungen zu, was wir in der Praxis jedes Jahr deutlich erkennen können. Jedem Funktionskreis ist auch ein Element (siehe Seite 19), ein Geschmack, ein Gefühl, eine Himmelsrichtung und vieles mehr zugeordnet – siehe Tabelle.

Die Zuordnung der Milz- und Magenleitbahn zur Himmelsrichtung „Mitte" weist auf die Funktion hin, die diesen Organen im Körper zukommt: Sie stellen das Zentrum dar und sorgen dafür, dass alles zusammengehalten wird. Entfernt sich ein Mensch von seiner Mitte, weil er buchstäblich auseinandergeht, also dick und schwammig wird, gilt es, den Milz-Funktionskreis zu stärken, damit das Gewebe wieder straff werden kann. Auch Wasseransammlungen im Gewebe, wie sie bei Schwellungen vorkommen, werden mit Punkten behandelt, die auf der Magen- und der Milzleitbahn liegen, damit das Wasser nicht mehr weiter ins Gewebe abfließt.

Mikrosysteme: Wie im Kleinen, so im Großen

Nach Auffassung der TCM spiegelt sich der gesamte Körper in kleinen Körperbereichen wider und bildet dort Projektionsflächen, beispielsweise auf dem Ohr oder der Hand. Auf dem Ohr sind viele Punkte bekannt, die man mit Nadeln (Akupunktur), durch kleine Massagen (Akupressur) oder auch durch Moxibustion reizen kann. Auf diese Weise lassen sich an den damit verbundenen Körperregionen immer wieder erstaunliche Reaktionen beobachten – Schmerzen verschwinden und die Funktionen im Körper werden verbessert.

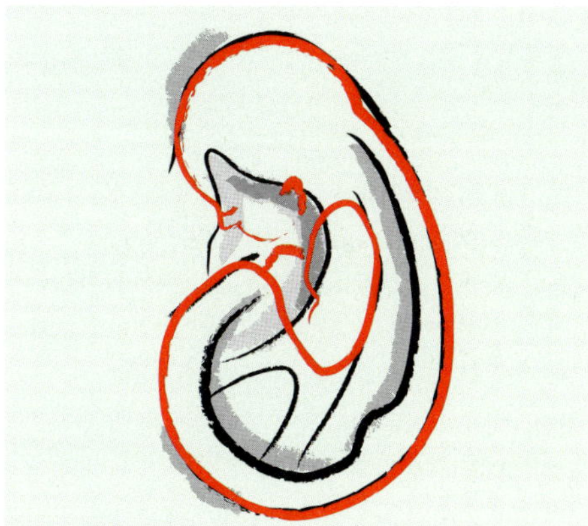

Das Ohr entspricht in umgedrehter Form einem Fetus.

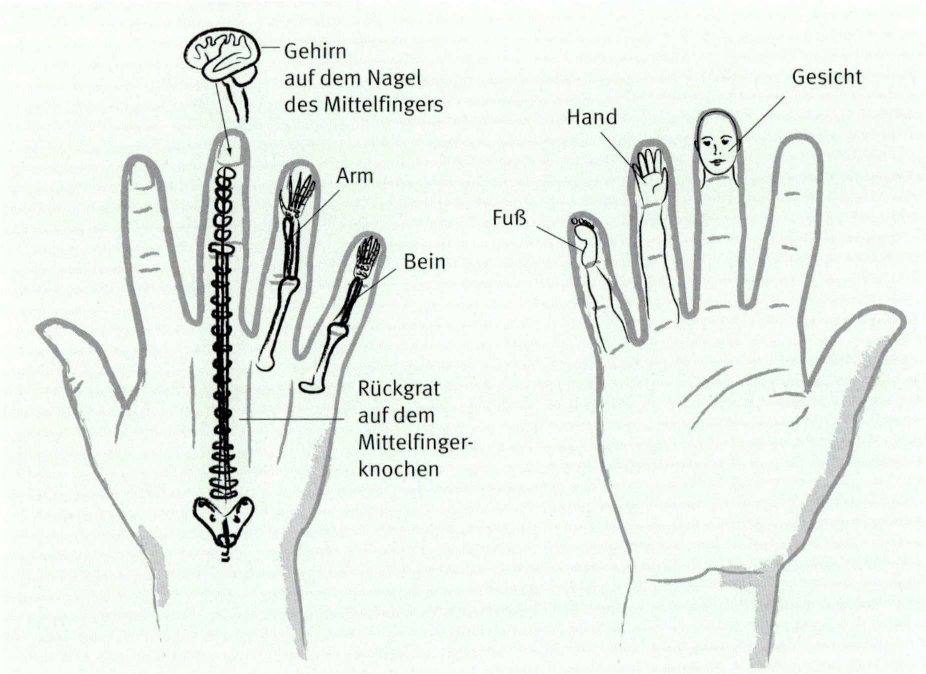

Auch auf den Handinnen- und -außenflächen befinden sich Projektionen des Körpers. Behandlungen an diesen Stellen beeinflussen den entsprechenden Körperteil.

Bei der Projektion des Körpers auf der Hand – wie beispielsweise bei der koreanischen Handakupunktur Koryo Sooji Chim – entspricht die Körpervorderseite der Handinnenfläche, die Körperrückseite dem Handrücken. Von der Mittelfingerspitze bis zur Handgelenksbeugefalte ist die vordere Mittellinie des Körpers repräsentiert. Die Arme entsprechen dem Zeigefinger und dem Ringfinger, die Beine dem Daumen und dem kleinen Finger. Wenn Sie Ihre rechte Hand mit erhobenem Mittelfinger und den aufgesetzten anderen vier Fingern wie eine „Schildkröte" über den Tisch krabbeln lassen, bekommen Sie eine Vorstellung, an welcher Stelle in Ihrem Körper die entsprechenden Reflexzonen zu finden sind.

Yin und Yang gehören zusammen

Das Wissen um die Polarität bildet eine weitere Grundlage der TCM; erst die beiden Pole gemeinsam bilden eine Einheit.

Yin und Yang sind ursprünglich die Bezeichnungen des energetischen Charakters. So bedeutet die wörtliche Übersetzung von Yin die Schattenseite eines Berges, von Yang die sonnenbeschienene Seite. Bei den Leitbahnen kennzeichnet Yin und Yang den Verlauf am Körper. Mit wenigen Ausnahmen verlaufen alle Yin-Leitbahnen vorn, alle Yang-Leitbahnen hinten am Körper. Stellen Sie sich einen auf dem Feld arbeitenden Bauer vor: Er wendet seine Körperrückseite dem Himmel und der Sonne zu, die Körpervorderseite ist der kühlen Erde zugewandt. So gehört auch die obere Körperhälfte zum Yang, die untere zum Yin.

In der Tabelle auf Seite 14 sind die jeweils oben genannten Leitbahnen dem Yin zugeordnet: Leber, Herz, Pericard, Milz, Lunge und Niere. Dem Yang zugeordnet sind Gallenblase, Dünndarm, Dreifacher Erwärmer, Magen, Dickdarm und Blase.

- Das weibliche Prinzip ist dem Yin zugeordnet, das männliche dem Yang.

Die chinesische Philosophie ordnet alle Gegensatzpaare der Natur dem Yin und Yang zu. Dabei gehören immer zwei Begriffe zusammen. Niemals ist Yin oder Yang allein existent, immer sind beide Teile vorhanden. Manchmal überwiegt der Yin-Anteil, ein andermal der Yang-Anteil. Aus der nachfolgenden Tabelle können Sie weitere Gegensatzpaare entnehmen.

Yin- und Yang-Gegensatzpaare

Yin	Yang
Struktur	Energie
Statik	Dynamik
Starre	Bewegung
Erhalten	Verändern
Unten	Oben
Vorn	Hinten
Innen	Außen
Weiblich	Männlich
Nehmen	Geben
Kälte	Wärme
Dunkel	Hell
Blau	Rot
Wurzeln des Baumes	Krone des Baumes

Wenn Sie sich eine Weile mit dieser Materie beschäftigen, so fallen Ihnen bestimmt auch selbst noch viele weitere Beispiele ein. Die Zuordnung zu Yin oder Yang muss nicht immer einheitlich ausfallen, da sich jeder bei den Bildern andere Vorstellungen macht. Da ist die chinesische Philosophie auch großzügig und erlaubt auch individuelle Abweichungen.

Das Prinzip von Yin und Yang findet sich in jeder Lebenssituation. Überall kommt es auf das richtige Mischungsverhältnis an. In der Politik beispielsweise geht zu viel Erneuerungsbestreben auf Kosten der Stabilität. Ein ausgeprägtes Bestreben, Strukturen zu erhalten, geht auf Kosten der Dynamik und verhindert eine flexiblere Anpassung an Veränderungen. Auch in unserer Gesundheit kommt dieses Prinzip zum Tragen. Die Entwicklung eines Menschen ist nur durch die Dynamik des Yang möglich, aber ebenso wichtig ist die Ruhe der stabilen Struktur, die dem Yin zugeordnet wird. Ein Baum kann nur dann stabil in die Höhe wachsen und eine herrliche Baumkrone ausprägen, wenn sein Wurzelwerk tief greift und ihn festigt.

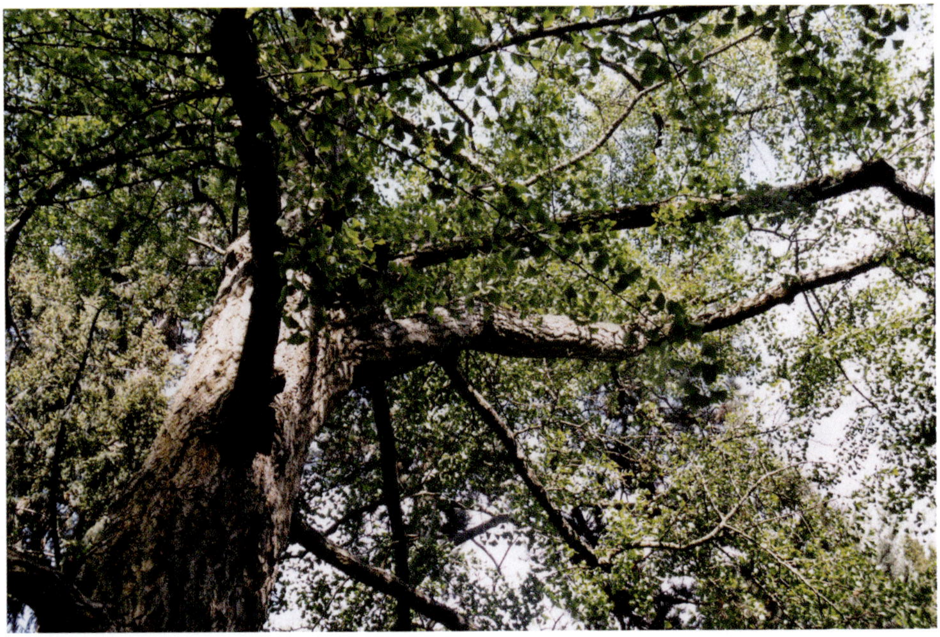

Verwurzelt sein steht für Yin, wachsen und in die Höhe streben für Yang.

Die Fünf Elemente

In der chinesischen Philosophie werden fünf Elemente unterschieden: Holz, Feuer, Erde, Metall und Wasser.

In einem Element sind bestimmte charakteristische Eigenschaften zusammengefasst, die sich in allen Lebenssituationen wiederfinden. Nachfolgend werden einige dieser Charakteristika vorgestellt. Die Begriffe „fünf Elemente" und „fünf Wandlungsphasen" stehen für den gleichen Inhalt. Beim Begriff „Element" erkennt man den statischen Anteil, „Wandlungsphase" weist auf den dynamischen Anteil hin.

Die Elemente und ihre Charakteristika

Auch Krankheiten und ihre charakteristischen Eigenschaften werden den Elementen zugeordnet.

Holz: Schneller Wechsel

Dieser Begriff steht für alle Eigenschaften, die so sind wie der Frühling. In dieser Jahreszeit findet man viel frisches Grün, hier geht es in der Natur stürmisch zu. Als Frühling des Lebens gilt die Zeit der Pubertät, die einhergeht mit Wut und Zorn sowie mit heftigen Gefühlsschwankungen. Schneller Wechsel ist ebenso charakteristisch für diese Zeit wie die große Spannbreite der Eigenschaften: Holz beinhaltet das kleine Samenkorn ebenso wie zuletzt einen riesigen Baum. Das Element Holz wäre auch gut mit dem Wort „Pflanze" beschrieben.

Der Mensch, der viel vom Element Holz in sich trägt, ist wechselhaft, aufbrausend, temperamentvoll und auffällig. Dem Element des Holzes sind die Funktionskreise von Leber und Gallenblase zugeordnet. Bei aufbrausenden Menschen sagen wir auch, dem sei wohl eine Laus über die Leber gelaufen.

Krankheiten, die dem Holz zugeordnet werden, sind solche, die schnell und wechselhaft verlaufen. Beispielsweise wenn dauernd andere Stellen wehtun – mal der Kopf, mal die Beine, mal der Rücken. Die Mediziner sprechen vom Schuhplattler-Syndrom. Wenn eine Erkrankung die vielfältigsten Symptome zeigt, die gar nicht alle zu einer einzigen Krankheit passen, so ist auch das in der TCM ein Hinweis auf den Holzaspekt einer Krankheit. Man spricht bei den Erkrankungen, die dem Holz zugeordnet werden, auch von Wind-Erkrankungen.

Es gibt in der chinesischen Medizin bestimmte Kräuter, die diesen Aspekt stärken oder schwächen, je nachdem, was ein Patient braucht. Ebenso finden wir in der Akupunktur Punkte, die das Element Holz fördern oder es bremsen. Dafür werden die drei Zyklen genutzt – siehe Abbildung Seite 27. Der nährende Zyklus zeigt den Einfluss der Elemente, die den Holzaspekt stärken, der zehrende und der bändigende Zyklus zeigen den Einfluss der Elemente, um die Energiefülle zu vermindern.

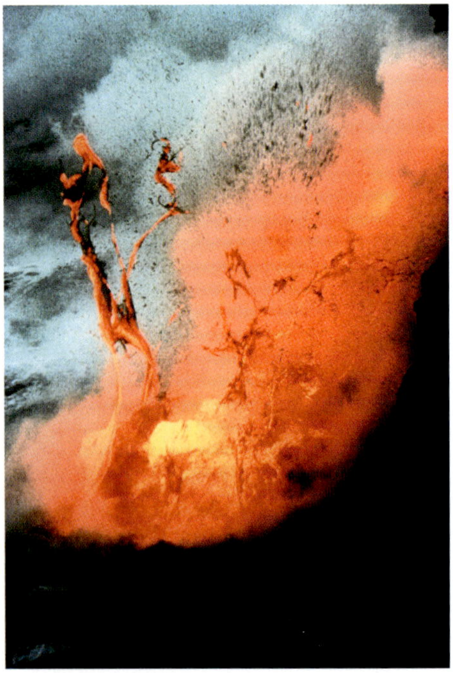

Entzündungen und heftiger Verlauf kennzeichnen Krankheiten, die zum Feuerelement gehören.

Feuer: Beschleunigung und Hitze

Das Feuerelement steht für Sommer, Hitze und Wärme. Um das Bild des Feuers zu verstehen, stellen Sie sich einen Menschen im Sommer vor: Er hat gute Laune, er singt und tanzt, er ist fröhlicher und viel reger als bei Kälte. In der Natur verlaufen die Prozesse im Sommer schneller, denn die Wärme beschleunigt die meisten Vorgänge. So ist es auch im Körper des Menschen. Die erhöhte Temperatur, beispielsweise bei Fieber und Entzündungen, beschleunigt den Stoffwechsel, was zur Bekämpfung von Krankheitserregern benötigt wird.

- Fieber und Rötungen sind Hitze-Zeichen. Treten diese auf, darf grundsätzlich keine Moxibustion durchgeführt werden!

Leidenschaft und Sexualität werden in unserer Sprache dem Feuerelement zugeordnet – man spricht von Hitzigkeit. Dem Element des Feuers sind die Funktionskreise von Herz und Dünndarm zugeordnet. Auch in unserer Kultur steht das Herz als Symbol für Liebe. Die Leitbahn des Dünndarms verläuft an der äußeren Handkante, die von einem Karatekämpfer mit solcher Vehemenz für einen Schlag eingesetzt werden kann, dass man geradezu die Funken des Feuers zu sehen meint.

Auch die Leitbahnen Pericard und Dreifacher Erwärmer werden dem Element Feuer zugeordnet – beim „Dreifachen Erwärmer" steckt die Wärme schon im Namen. Die Leitbahn des Pericards nennt man auch die „Leitbahn für Kreislauf und Sexualität", woran man ebenfalls die Verbindung von Feuer und Leidenschaft erkennen kann.

Das Feuer ist das einzige Element, dem vier Leitbahnen zugeordnet sind. Alle anderen Elemente werden nur durch zwei Leitbahnen repräsentiert.

Erde: Versorgung sichern

Der Charakter des Erdelementes ist am besten mit dem Spätsommer vergleichbar. Nun ist die Erntezeit, die Früchte der Mutter Erde ernähren und versorgen uns. Hier tritt der Aspekt der Mütterlichkeit in den Vordergrund. Erkrankungen, die dem Element Erde zugeordnet werden, entstehen aufgrund von Versorgungsproblemen – sei es durch Mangel an Durchblutung, sei es bei ernährungsbedingten Krankheiten oder bei Nährstoffaufnahmeproblemen im Darm.

Die Funktionskreise von Magen und Milz sind dem Element der Erde zugeordnet. Die Zuordnung der Feuchtigkeit zur Erde – und nicht zum Wasser – wird dadurch verständlich, wenn man sich vorstellt, wie das Gießen die Erde durchfeuchtet. Nur die feuchte Erde kann die Pflanze ernähren und versorgen. Die Sorge als Emotion gehört ebenso zu diesem Element wie die Versorgung. Für etwas oder für jemanden sorgen, ist eine Erdeigenschaft.

Metall: Trennung

Die wichtigste Eigenschaft der Metalle ist es, harte Substanzen zu liefern, mit denen Trennungen bewerkstelligt werden können. Metallschichten im Boden trennen andere Erdschichten voneinander. Metalle werden zu Klingen verarbeitet, die für Trennungen sorgen: Schwerter, Messer und Scheren dienen zur Verteidigung und zur Abwehr. Im Körper ist es insbesondere das Immunsystem, was diese Eigenschaft der Metalle benötigt. Die Haut und die Schleimhäute sorgen im Körper für Trennschichten und sind auch Sitz des Immunsystems.

Schneiden und Schärfe sind Eigenschaften der Metalle. Hat ein Patient „schneidende" Schmerzen oder haben beispielsweise Hautrötungen scharfe Begrenzungen, dann weist das auf eine Störung im Element Metall hin, ebenso, wenn Haut und Schleimhäute oder das Immunsystem beteiligt sind.

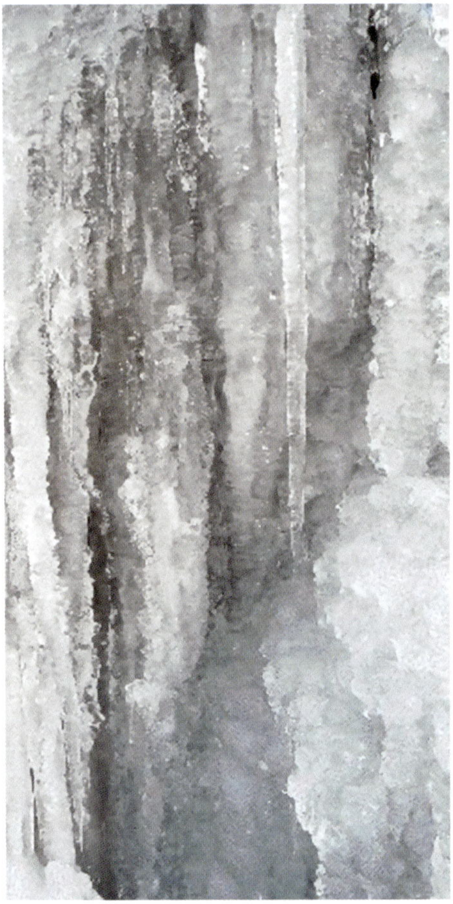

Schmilzt das Eis im Frühling, kommt das Leben wieder in Fluss.

Dem Metall ist als Jahreszeit der Herbst zugeordnet. Nun fallen die Blätter von den Bäumen, die Trauerfeiertage im Herbst lassen uns all derer gedenken, von denen wir uns trennen mussten. Trauer ist die vorherrschende Emotion. Die Funktionskreise von Lunge und Dickdarm sind dem Element des Metalls zugeordnet.

Wasser: Fließen und Festigkeit

Dieses Element zeichnet sich durch Flexibilität, aber auch durch Festigkeit aus. Ein Stuntman wird Ihnen bestätigen, dass ein Aufprall auf Wasser so hart ist wie auf Beton. Natürlich vorkommendes Wasser enthält viele Mineralien, die sich im Körper hauptsächlich in den Knochen wiederfinden. Die Funktionskreise von Niere und Blase sind dem Element des Wassers zugeordnet. Das ist leicht verständlich, denn durch diese Organe wird der Wasserhaushalt des Körpers reguliert. Auch Probleme mit dem Bewegungssystem, beispielsweise Rücken- und Gelenkschmerzen, werden diesem Element zugeordnet.

- Das Wasser versinnbildlicht den Ursprung des Lebens, denn alles Leben kommt aus dem Wasser.

Die Jahreszeit Winter wird den Eigenschaften des Wassers am ehesten gerecht. Natürliches Wasser wird in der Regel als kalt empfunden. Der Winter stellt eine Zeit dar, in der vieles im Verborgenen abläuft. Die Natur ist mit einer Schicht von Schnee bedeckt und unauffällig wird der Frühling vorbereitet, in dem alles wieder erblühen soll.

Welcher Typ bin ich?

Die meisten Menschen weisen Aspekte von jedem Element auf, bei einem Element zeigt sich jedoch häufig eine Dominanz – beispielsweise herrscht beim launischen Teenager gerade das Holzelement vor. Wenn Sie herausfinden möchten, welches Element Ihnen im Moment am ehesten entspricht, dann machen Sie den folgenden Test. Das Testergebnis spiegelt wider, welches Element bei Ihnen im Moment das dominante ist. Dies kann sich jedoch im Laufe des Lebens ändern.

Bei jeder Frage dürfen Sie eine, mehrere oder auch alle Möglichkeiten ankreuzen. Zählen Sie am Ende zusammen, wie viele Kreuzchen für a, b, c, d oder e zusammengekommen sind. Wenn bei Ihnen alle Kreuze relativ gleichwertig verteilt sind, sind Sie ein recht ausgeglichener Typ. Wenn ein Buchstabe sehr oft ausgewählt wurde, dann dominiert bei Ihnen im Moment das entsprechende Element.

Test

1. Frage: Welche Farbe oder Farben bevorzugen Sie?
a) grün, b) rot, c) gelb, d) weiß oder silbrig, e) blau oder schwarz

2. Frage: Welche Geschmacksrichtung bevorzugen Sie?
a) sauer, b) bitter, c) süß, d) scharf, e) salzig

3. Frage: Welche Gewebe in Ihrem Körper sind gesund oder funktionieren sogar ausgesprochen gut?
a) Muskeln, b) Blutgefäße, c) Bindegewebe, d) Haut, e) Knochen

4. Frage: Welche Sinnesorgane sind gesund oder funktionieren ausgesprochen gut?
a) Auge, b) Mund oder Zunge, c) Lippen, d) Nase, e) Ohr

5. Frage: Welche Himmelsrichtung bevorzugen Sie, beispielsweise für Ihre Urlaubsreisen oder bei der Auswahl Ihres Lieblingszimmers?
a) Osten, b) Süden, c) Mitte, d) Westen, e) Norden

6. Frage: Welche Jahreszeit bevorzugen Sie?
a) Frühling, b) Sommer, c) Spätsommer/Erntezeit, d) Herbst, e) Winter

7. Frage: Welche Witterung bevorzugen Sie?
a) Wind, b) Wärme/Hitze, c) Feuchtigkeit, d) Trockenheit, e) Kälte

8. Frage: Welche Gefühle erleben Sie häufig?
a) Wut, b) Freude, c) Sorge, d) Trauer, e) Angst

9. Frage: Welche Tageszeiten sind Ihnen am angenehmsten?
a) Vormittag, b) Mittag, c) Nachmittag,
d) Abend, e) Nacht

10. Frage: Welche Aussagen treffen auf Sie zu?
e) Ich bin willensstark.
a) Ich passe mich leicht an.
b) Ich sprühe vor Ideen.
d) Ich dekoriere gern.
c) Ich kümmere mich gern um andere.
a) Ich bin dynamisch und flexibel.
c) Ich helfe gern.
d) Ich kann mich gut abgrenzen.
b) Ich bin schnell zu begeistern.
a) Ich fühle mich jung.
d) Ich überfordere weder mich noch andere.
e) Ich vertraue mir und anderen.
b) Ich bin temperamentvoll.
c) Ich grübele viel.

Auswertung

a) Der Holztyp

Diese Menschen sind meist sehr jugendlich und neigen zu Gefühlsschwankungen – mal himmelhoch jauchzend, dann wieder zu Tode betrübt. Der Holztyp ist schwer einzuschätzen und immer für eine Überraschung gut. Er liebt Pflanzen und hat oft zahlreiche Hobbys. Oft von auffallender, schillernder Erscheinung, ist er gerne unter Menschen und häufig sogar eine Stimmungskanone. Er übernimmt gerne Aufgaben, ist sehr dynamisch in seinem Wesen und kann auch schon mal cholerisch reagieren, wenn man ihn reizt. Er bewegt sich gern und ist sportlich. Außerdem ist er neugierig und kritisch und stellt deshalb vieles in Frage, über was sich andere keine Gedanken machen. Kinder sind oft Holztypen. Auch die Pubertät ist eine Lebenszeit, in der das Holz als Element und Sinnbild für Wechsel und Wandel vorherrscht.

b) Der Feuertyp

Diese Menschen haben ein hitziges Temperament, sie flirten gern und haben viel Liebe in sich. Sie haben viele Wünsche und leiden manchmal unter heftigem Begehren. Das kann sich auf Suchtmittel beziehen, aber auch auf Liebe. Der Feuertyp ist mitreißend und kann Menschen begeistern. Wenn er sich für etwas einsetzt, dann kämpft er sehr leidenschaftlich. Leidenschaft und Eifersucht kennt er in vielen Lebensbereichen. Er ist ehrgeizig und kann seine Grenzen überschreiten, wenn er es für wichtig erachtet. Die Gesellschaft eines Feuertyps ist anregend, aber auch anstrengend. Oft durchlebt man im Alter des jungen Erwachsenen die Zeit des Feuers. In dieser Zeit sucht man nach Bindungen.

c) Der Erdetyp

Ein Typ, bei dem das Element Erde vorherrscht, trägt viel „Mütterliches“ und Versorgendes in sich. Er neigt häufig zum Helfersyndrom, kümmert sich um alles und jedes, aber vor allem um andere. Er ist bescheiden und stellt keine großen Ansprüche. Er ist der ideale Klassensprecher und auch noch Jahre nach der Schulzeit wird er gewissenhaft die Klassentreffen organisieren. Der Erdetyp isst gern und auch gerne üppig, er sammelt gern und verteilt gern. Er weiß das Leben zu schätzen und ist meist zufrieden. Wegen seines großen Harmoniebedürfnisses geht er gerne einem Streit aus dem Weg. Eltern entsprechen häufig dem Erdetyp. Diese Menschen haben ihren Sinn im Leben gefunden oder haben aufgehört, sich danach zu fragen, weil sie nicht mehr jede Frage beantworten müssen. Ideale Berufe für den Erdetyp: Lehrer, Pflegekräfte im Gesundheitswesen, Therapeuten.

d) Der Metalltyp

Er wirkt nach außen hin oft unnahbar. Er grenzt sich gern ab und lässt nur das an sich heran, was ihn auch betrifft. Er kann gut organisieren und einteilen, ist objektiv und realistisch, zielstrebig und geradlinig. Metalltypen finden sich sowohl bei Buchhaltern, Rechtsanwälten, Richtern als auch bei Managern. Große Gefühle sind dem Metalltyp fremd, denn sie sind eher rational als emotional. Sie haben im Leben gerne genaue Spielregeln, an die sie sich auch halten. Traditionen und Riten sowie feste Gewohnheiten sind wichtig. Der Lebensabschnitt, der dem Metallelement am ehesten entspricht, ist das fortgeschrittene Alter, von dem man sagt, dass man dann einen alten Baum nicht mehr verpflanzen soll.

e) Der Wassertyp

Das Sprichwort sagt, stille Wasser sind tief. Das trifft auch auf den Wassertyp zu. Meist sind es sehr ruhige Menschen, die selten bis gar nicht laut und aufbrausend sind. Der Wassertyp mag nicht gern auffallen, er steht selten im Vordergrund und bevorzugt es, unauffällig zu bleiben. Der Wassertyp ist sehr stetig, zuverlässig vorausplanend und gewissenhaft – kurz: Er nimmt das Leben ernst. Bei Aufgaben, die ihm gestellt werden, bereitet er sich gern ausführlich vor und beweist auch Hartnäckigkeit. Der Wassertyp ist nicht häufig, wird als solcher auch nur schwer entdeckt. Er erscheint im jungen Alter eher schüchtern oder gehemmt, aber er taut schnell auf, wenn er sich in einer Umgebung sicher, geborgen und angenommen fühlt. Der Wassertyp kommt in allen Altersgruppen vor.

Wie sich die Elemente gegenseitig beeinflussen

Die Elemente verändern sich, gehen ineinander über und hängen voneinander ab – beispielsweise wie ein Kind von seiner Mutter. In der Abbildung rechts sind drei Zyklen dargestellt. Sie zeigen durch die Pfeile an, in welcher Beziehung die Elemente zueinander stehen und wie sie sich gegenseitig fördern und bremsen.

Nährender Zyklus (Mutter-Kind-Regel)

Im nährenden Zyklus wird die Eigenschaft des Hervorbringens deutlich: Das Holz wird zur Nahrung für das Feuer, danach bleibt die Asche/Erde zurück. In der Erde reifen die Bodenschätze, die Metalle. Diese sorgen im Boden dafür, dass Trennschichten die Wasservorräte nicht tiefer versickern lassen, das Wasser wird wieder an die Oberfläche geführt. Das Wasser seinerseits nährt die Pflanzen. Diesen Zyklus nennt man auch Mutter-Kind-Regel.

Zehrender Zyklus (Kind-Eltern-Regel)

Der zehrende Zyklus zeigt, dass die Elemente sich gegenseitig so beanspruchen wie ein Kind die Eltern. Man nennt diesen Zyklus daher auch Kind-Eltern-Regel. Holz, also die Pflanzen, verbrauchen das Wasser, das Wasser lässt die Metalle rosten, Metalle im Boden zehren die nahrhaften Erdschichten auf. Mit Erde kann man Feuer auslöschen. Das Feuer verbraucht das Holz.

Bändigender Zyklus (Großmutter-Enkel-Regel)

Den bändigenden Zyklus nennt man auch Großmutter-Enkel-Regel. Das Wasser löscht das Feuer, das Feuer schmilzt das Metall, das Metall schneidet das Holz, und Holz durchbricht die Erde. Hierbei können Pflanzen enorme Kräfte entwickeln: Als Kind habe ich ein Löwenzahnpflänzchen entdeckt, das durch eine neue Teerstraße hindurch gewachsen war. Keiner der Erwachsenen, denen ich das damals ganz aufgeregt gezeigt habe, war auch nur annähernd so beeindruckt wie ich. Es ist schon erstaunlich, dass ein Samenkorn in Relation zu seiner Größe tief in der Erde versenkt wird und der daraus hervorsprießende Keimling dann doch bis zur Oberfläche vordringen kann und danach noch so groß wird wie ein Baum.

- Man nutzt die Erkenntnisse aus den drei Zyklen, um bei Krankheiten gezielt bestimmte Ernährungsprinzipien einzusetzen.

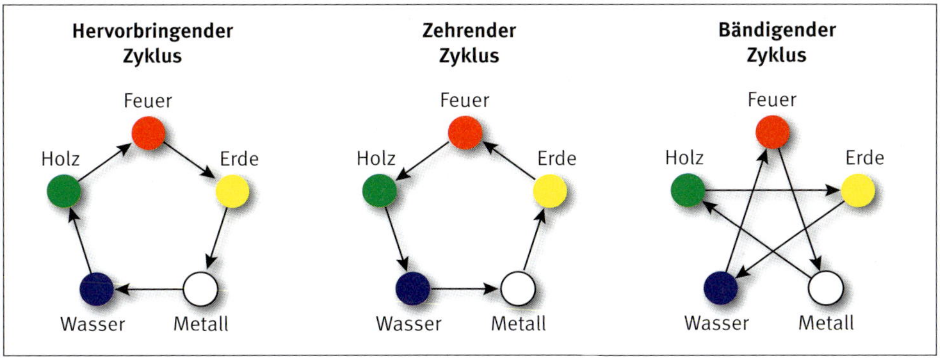

Die drei Zyklen zeigen die gegenseitigen Einflüsse der Elemente untereinander.

So wird beispielsweise bei einer Kälteerkrankung mit zu viel Kälteanteil (Element Wasser) im Menschen diese Kälte durch das Holz (saure Lebensmittel) und durch die Erde (süße Lebensmittel) gelindert. Im konkreten Fall liegt eine Kälteerkrankung vor, wenn Sie frösteln und Linderung durch Wärme erfahren, wie das bei einer Erkältungskrankheit im beginnenden Stadium der Fall ist. Nach der TCM helfen hier süße und saure Speisen und Getränke, beispielsweise Zitrusfrüchte. Ein mit Honig gesüßter Zitronensaft ist hier also genau das Richtige.

Akute Magenschmerzen, aber auch eine längere Krankengeschichte mit chronischen Magenbeschwerden weisen auf eine Schwäche im Element der Erde hin, das also gestärkt werden sollte. Erde wird von den Elementen Feuer (Geschmacksrichtung bitter) und der Erde selbst (Geschmacksrichtung süß) gestärkt. Also ist der klassische „Magenbitter" nach einem guten Essen auch aus Sicht der TCM genau das Richtige.

Zur Stärkung des Elementes der Erde trägt zwar auch die Geschmacksrichtung „süß" bei, hier sind jedoch nicht der raffinierte Zucker oder feine Mehlspeisen gemeint! Der süße Geschmack sollte vielmehr aus natürlich süßen Speisen stammen: Früchte, auch getrocknete wie Rosinen, Honig sowie alle Nahrungsmittel, die unter der Erde wachsen und eine natürliche Süße aufweisen, wie Kartoffeln, Schwarzwurzeln, Karotten oder Süßkartoffeln. Die in der rohen Kartoffel enthaltenen basischen Substanzen lindern gut die Beschwerden bei übersäuertem Magen und bei Sodbrennen. Probieren Sie doch mal bei Magenbeschwerden ein Schlückchen rohen Kartoffelsaft, jedoch nicht mehr als ein Schnapsgläschen am Tag.

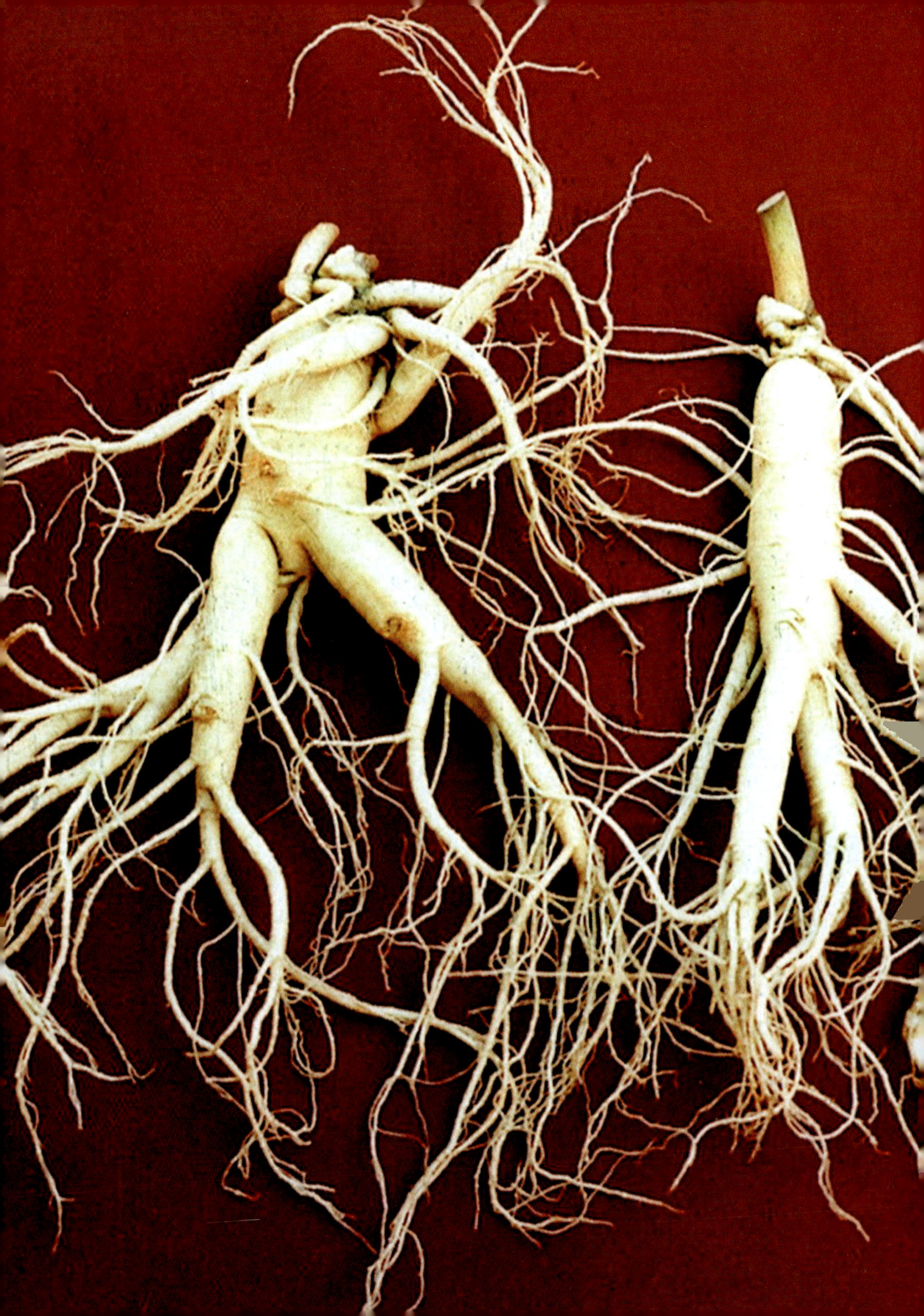

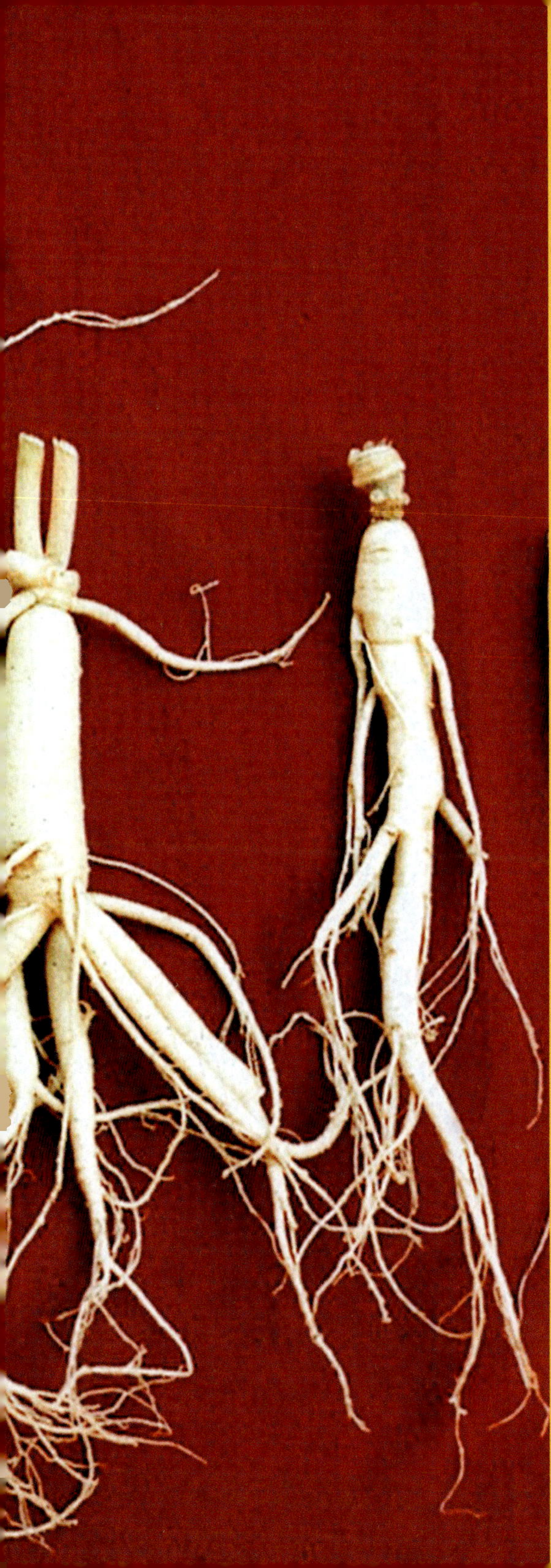

Selbstbehandlung mit Moxa & Co.

Das Wissen über Leitbahnen und Akupunkturpunkte hilft dabei, gezielt Heilreize zu setzen und damit die Selbstheilungskräfte des Körpers anzuregen. Die vorgestellten Methoden können Sie durch weitere Maßnahmen unterstützen und damit den Weg zurück zur Gesundheit wieder frei machen.

Chinesische Hausmedizin

Neben Wärmeanwendungen kommen in der TCM auch Kräuter sowie Bewegungs- und Massagetherapien zum Einsatz.

Das im vorherigen Kapitel beschriebene Konzept der Energiebahnen, die über den ganzen Körper verteilt sind, kennt man in Asien bereits seit tausenden von Jahren. In Europa haben wir in den letzten Jahrzehnten viel darüber geforscht und herausgefunden. Wie Sie nun wissen, befinden sich auf diesen Leitbahnen die meisten Akupunkturpunkte. Mit dem gezielten Setzen von Akupunkturnadeln kann ein erfahrener Therapeut viele Krankheiten und körperliche sowie seelische Störungen beeinflussen. Im günstigsten Fall wird eine komplette Heilung ermöglicht.

Akupunktur wird heute in Deutschland von vielen Ärzten und Heilpraktikern angeboten. Die Ausbildung dafür nimmt einige Jahre in Anspruch. Aber auch ein Laie kann von dem Wissen über Leitbahnen und Akupunkturpunkte profitieren. Mittlerweile wurden viele Techniken entwickelt, um über Akupunkturpunkte Heilreize auszuüben. Dadurch erzielt man oft verblüffende Ergebnisse. Mit zum Teil sehr einfachen Methoden kann man schon viel bewirken. Dafür braucht man nicht gleich eine komplette mehrjährige Akupunkturausbildung, ebenso wenig eine aufwendige Ausstattung mit Akupunkturmaterialien. Hin und wieder ist es allerdings auch hilfreich, bei der Selbstbehandlung einfache Materialien zu verwenden. In diesem Buch werden einige davon vorgestellt.

Im Folgenden stellen wir Ihnen Verfahren vor, mit denen wir gute Erfahrungen gemacht haben und mit denen sich unsere Patienten schnell vertraut machen konnten.

Info

Geeignete Methoden für die Selbstbehandlung

- Moxatherapie (Moxibustion – die Wärmetherapie in der TCM)
- Akupressur (Leitbahnmassage, Punktmassage)
- Schröpfen
- Elektroakupunkturgeräte und andere Hilfsmittel
- Asiatische Bewegungstherapie (Tai-Chi, Qi-Gong)
- Ernährungstherapie
- Phytotherapie und Homöopathie

Moxatherapie – heilende Wärme

Die Moxatherapie ist eine Heilform, bei der Wärme angewendet wird. Hierfür wird eine Heilpflanze verwendet, die auch in unseren Breitengraden wächst: das Beifußkraut (Artemisia vulgaris). Die Pflanze wird getrocknet und beispielsweise zu Stangen gepresst, die wie Zigarren aussehen. Das Kraut dieser Moxazigarren glüht nach dem Anzünden sehr gleichmäßig durch. Ihre Glut entwickelt im Infrarotspektrum Wellenlängen, die auf biologische Systeme Einfluss nehmen.

Bei der Moxa-Anwendung führt man eine glühende Moxazigarre in die Nähe eines Akupunkturpunktes und erwärmt diesen und den umgebenden Hautbereich. Bei einigen Akupunkturpunkten wirkt die Moxatherapie sogar wesentlich besser als die Akupunktur. Es gibt einige Anwendungstechniken, die in der Praxis schnelle Erfolge bei der Therapie bringen.

Man kann die Moxibustion mit Akupunkturnadeln kombinieren. Aber auch als alleinige Therapie zur Selbstheilung hat sich die Moxibustion sehr bewährt. Für eine Moxa-Anwendung kommen folgende Hilfsmittel zum Einsatz:

- Moxazigarren oder Moxazigaretten – sie können mithilfe eines Gluttöters nach Gebrauch gelöscht und wiederverwendet werden.
- Moxakegel, die auf die Haut geklebt werden können
- Moxaräder für einen oder mehrere Moxakegel
- Moxapflaster.

Anwendungsbereiche

Die Moxatherapie hat sich bei vielen Störungen auf körperlicher und seelischer Ebene gut bewährt. Beispiele sind Erschöpfungszustände, Probleme der Sexualfunktion, aber auch Verdauungsbeschwerden und Schmerzen.

Insbesondere nach Kräfte zehrenden Krankheiten oder in Zeiten, in denen man mehr Energie zur Verfügung haben möchte, ist die Moxatherapie geeignet, beispielsweise wenn man nach einer banalen Erkältung schnell wieder auf die Beine kommen möchte. Dazu bewähren sich spezielle Nierenpunkte, die später genau beschrieben werden.

Bei Menschen, die auf Wärme gut ansprechen, erzielt die Moxibustion die besten Erfolge. Bei Kindern hilft bei vielen Erkrankungen meist schon eine einzige Moxa-Anwendung.

Durchführung

Mit der Moxazigarre kann man sehr gut Selbstbehandlungen durchführen. An manchen Körperstellen, zum Beispiel am Rücken, ist allerdings die Assistenz eines Helfers empfehlenswert, damit man sich nicht zu sehr verrenken muss.

Manche Punkte werden nur kurz angewärmt, andere müssen bis zu mehreren Minuten immer wieder erwärmt werden, damit eine Wirkung erzielt wird. Die Moxapfeife und die Moxaräder haben den Vorteil, dass sie die Verbrennungsgefahr bei der Moxibustion minimieren, da sie die Glut in genügendem Abstand zur Haut halten, die Wärme aber gut weiterleiten.

- Moxibustion darf man mehrmals am Tag durchführen, solange es als angenehm empfunden wird.

In extremen Fällen von Kälteempfindung und Frösteln darf man auch über mehrere Stunden moxibustieren. Ich selbst habe das einmal benötigt: Bei einer Erkältung im Anfangsstadium habe ich mich von einem Helfer mit einer Moxazigarre an einem Akupunkturpunkt unter dem Fuß behandeln lassen. Erst nach zwei Stunden fühlte ich mich wieder wohl und bin danach auch nicht krank geworden.

Wie gut, dass mein freundlicher Assistent den eigentümlichen Moxageruch als angenehm empfunden hat. Manch einer unserer Patienten hat sich schon darüber gewundert, wonach es wohl in unserer Praxis riecht, wenn wir Moxatherapie durchführen. Einige mögen den Geruch gern, andere empfinden ihn als unangenehm. Es gibt auch annähernd geruchsfreie Moxa. Diesen Präparaten ist zur Verminderung der Geruchsentwicklung Aktivkohle beigemischt, was an ihrer schwarzen Farbe erkennbar ist. Beim Brennen riechen diese Produkte wesentlich weniger, allerdings sind sie teurer und machen die Finger rußig.

Wann sollte Moxa nicht angewendet werden?

Die Mediziner sprechen von Kontraindikationen, wenn man eine Behandlung unter gewissen Bedingungen nicht anwenden darf. Diese Kontraindikationen gibt es auch für die Moxibustion:

- Man darf die Akupunkturpunkte nicht mit Moxakraut erwärmen, wenn der Patient eine Hitzekomponente in seinem momentanen Krankheitsstadium hat. Dazu gehören alle Entzündungen, Fieber, Rötungen und auch lokale Überwärmungen, die sich mit Kälteanwendung lindern lassen.
- Schmerzen, die sonst gut auf diese Wärmeanwendung angesprochen haben, aber im Moment mit den genannten Hitzesymptomen einhergehen, sind ebenfalls von der Moxatherapie ausgeschlossen. Treten Rötungen und Schwellungen auf, lässt dies auf einen Entzündungsvorgang

schließen. Dann sollten Sie keine Moxibustion durchführen.

Wenn Sie sich nicht sicher sind, richten Sie sich nach Ihrem eigenen Empfinden: Mögen Sie im Moment lieber Kälte oder Wärme, beispielsweise bei der morgendlichen Dusche? Führt der warme Wasserstrahl zu einer Linderung oder ist es eher die kalte Dusche, die Sie als angenehmer empfinden? Haben Sie zum Beispiel Schulterschmerzen, die eine entzündliche Komponente beinhalten, dann werden Sie die Kälte bevorzugen – und dann ist auch die Moxatherapie momentan ungeeignet. Ein Patient

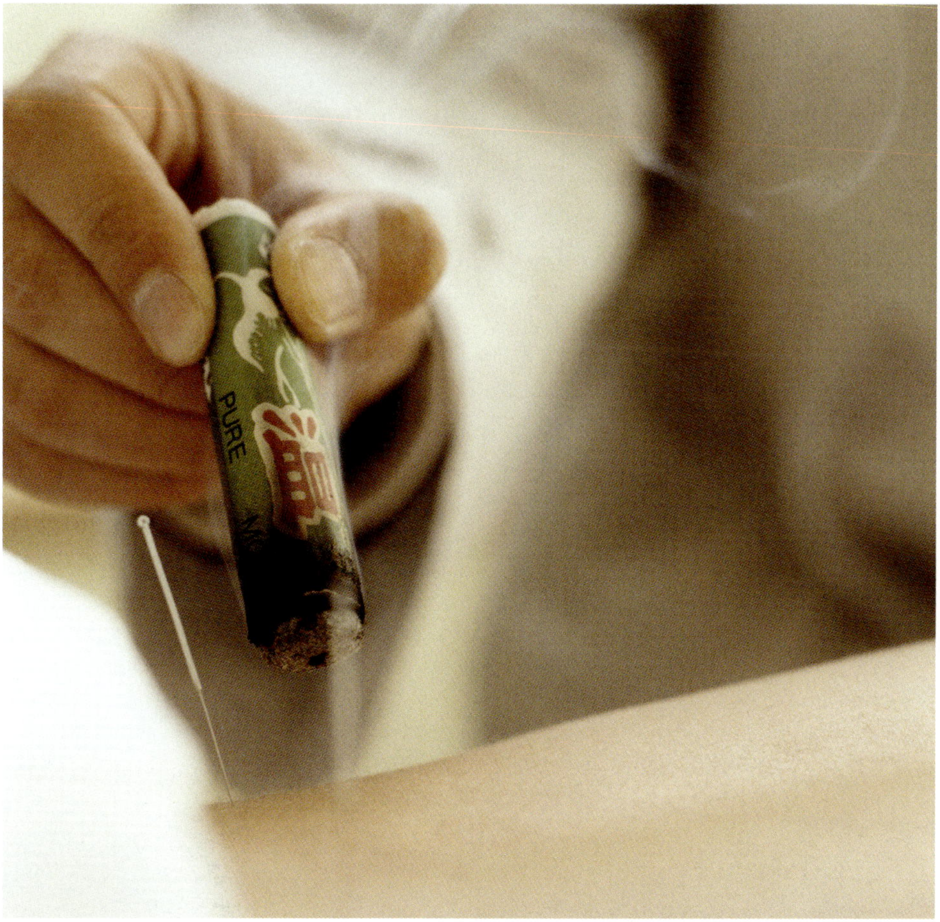

In der TCM werden Moxa-Anwendung und Akupunktur oft kombiniert.

GUT ZU WISSEN

Sicherheits-Check für die Moxa-Anwendung

Was muss ich wo spüren?
Die behandelte Körperregion sollte sich durch die Moxibustion angenehm aufwärmen. Auf der Haut kann es nach etwa zehn Minuten zu einer leichten Rötung kommen. Auch entfernter gelegene Körperregionen können sich aufwärmen, das ist so lange erwünscht und ein willkommener Nebeneffekt, wie es als angenehm empfunden wird.

Wie erkenne ich eine Besserung?
Die Symptome, unter denen Sie leiden und weshalb Sie sich für eine Moxibustion entschieden haben, sollten sich in einem überschaubaren Zeitraum bessern. Eine Linderung von Schmerzen beispielsweise sollte man schon nach den ersten drei Anwendungen beobachten können. Andere Symptome (Durchfall, Unwohlsein, Hautprobleme) sollten sich nach ca. fünf Anwendungen bessern. Wenn sich nach mehr als sechs Behandlungen keinerlei Verbesserung zeigt, dann sollten Sie die Methode wechseln oder eine Behandlungspause einlegen. Nicht immer ist der Körper bereit, auf Reize zu reagieren und seine Selbstheilung zu ermöglichen. Achten Sie aber auch auf „Nebensächliches“: Oft berichten unsere Patienten, dass sie nach einer Moxabehandlung besser schliefen, viel mehr Appetit auf „Gesundes“ hatten und sich schneller satt fühlten. Neben dem körperlichen Befinden besserte sich häufig auch die Laune.

Wann muss ich nachbehandeln und wie oft?
Anfangs reichen Behandlungen von höchstens einmal am Tag bis einmal pro Woche. Je nachdem, wie gut der Körper auf die Behandlung anspricht, kann man nach etwa fünf Behandlungen auch größere Abstände einlegen. Wenn man es verträgt, kann man eine Behandlung aber auch mehrmals täglich durchführen, wenn beispielsweise Schmerzen immer sehr schnell nachlassen, aber bald wieder aufflammen. Richten Sie sich immer danach, wie Sie die Behandlung vertragen. Nach etwa 15 Behandlungen sollte auf jeden Fall eine Pause eingelegt werden. Diese kann zwischen zwei Wochen und vier Monaten betragen. Versuchen Sie in Ihrem Körper zu erspüren, wie lange Ihre Behandlungspause dauern sollte.

Wann sollte ich doch den Arzt aufsuchen?
Immer, wenn Sie keinen Erfolg mit der Eigenbehandlung haben, ist es ratsam, eine andere Methode zu wählen. Wenden Sie sich an einen Behandler Ihres Vertrauens und sprechen Sie mit ihm alles durch, was Sie selbst noch für sich tun können. Lassen Sie sich auch darüber beraten, welche Möglichkeiten Ihr Therapeut anzubieten hat.

jedoch, der unter chronischen Schulterschmerzen leidet, die aufgrund von Gelenkverschleiß (Degeneration) bestehen, wird meist die Wärme bevorzugen und gut auf Moxa ansprechen. Hier lohnt es sich, zwei bis drei Wochen Geduld aufzubringen und täglich eine Moxibustion durchzuführen. Wenn sich nach dieser Zeit die Gelenkschmerzen nicht gebessert haben, dann sollten Sie eine andere Therapieform in Erwägung ziehen.

Wenn Sie statt einer Verbesserung der Beschwerden eine Verschlimmerung der Krankheit und der Anzeichen erleben, dann beobachten Sie sich gut. Eine so genannte Erstverschlimmerung kann auftreten, ist sogar meist ein willkommenes und prognostisch gutes Zeichen, aber sie darf nicht verwechselt werden mit dem Fortschreiten einer Krankheit, wenn die Selbstbehandlung keinen Effekt hat.

Alarmzeichen sind Fieber über 39 °C, wellenförmige Schmerzen oder Harn- und Stuhlverhalt sowie Taubheitsgefühle, Lähmungen und starke Schmerzen. Suchen Sie in diesen Fällen umgehend einen Arzt auf. Auch wenn Sie Zweifel haben, dass Ihre Selbstbehandlung zum Erfolg führt oder wenn Sie befürchten, dass Sie wertvolle Zeit versäumen, wenn Sie nicht sogleich zum Arzt gehen, dann entscheiden Sie sich für den Arztbesuch – lieber einmal zu viel zum Arzt als einmal zu wenig.

Akupressur – Förderung der Energie

Akupressur nutzt durch Stimulation der Leitbahnen (Meridiane) und Akupunkturpunkte die Möglichkeiten, im Körper die verfügbare Energie zu verbessern.

Akupressur ist eine leicht zu lernende und effektive Methode. Man unterscheidet die

- Punktmassage und die
- Leitbahnmassage.

Durchführung

Meist genügen für die Akupressur die eigenen Fingerkuppen. Sie können aber auch kleine Massagestäbchen verwenden, um die einzelnen Akupunkturpunkte zu massieren oder einzelne Meridiane auszustreichen.

Bei der Punktmassage werden einzelne Akupunkturpunkte durch Druck stimuliert. Diese Stimulation bewirkt einen Heilreiz, den der Körper in einer meist vorhersehbaren Art und Weise beantwortet. Wir kennen heute schon für fast jede Körperstelle bestimmte Punkte, mit denen Schmerzen gelindert werden können.

Die Leitbahnmassage (Meridianmassage) kann einfach mit dem Druck der Finger durchgeführt werden. Man kann aber auch Stäbe aus Glas, Plastik, Kupfer oder Holz verwenden. Diese Akupressurform verbessert die energetische Durchströmung der Leitbahnen. Wie Sie aus dem vorigen Kapitel bereits wissen, sind die Meridiane über den Körper verteilt und haben Bezug zu den einzelnen Organen, zu Geweben und zu vielen Prozessen im Körper. So ist beispielsweise die Haut von den Meridianen der Lunge und des Dickdarms abhängig. Wird der Dickdarmmeridian durch eine Massage behandelt, so verbessert sich auch eine damit zusammenhängende Hauterkrankung.

- Den Leitbahnen werden einzelne Körperregionen, Gewebe, Emotionen zugeordnet, aber auch Uhrzeiten, Witterungseinflüsse und Geschmacksrichtungen.

Diese Gesamtzusammenhänge erklären auch, warum jeder Akupunkturmeridian mit seinen Punkten so vielfältige Wirkungen hat. Selbst wenn man die Meridianverläufe im Körper nur ansatzweise kennt, kann man sich durch Meridianmassagen gut selbst helfen und in vielen Fällen eine beginnende Erkrankung lindern, im Fortschreiten aufhalten oder gar komplett beseitigen. Jeder Mensch reagiert jedoch anders – einige sprechen sehr gut auf Akupressur an, andere reagieren wenig oder gar nicht auf die Reizung von Akupunkturpunkten oder Leitbahnen.

Anwendungsbeispiele aus der Praxis

Rückenschmerzen: Einem Patienten, der wegen seiner Rückenschmerzen häufig starke und nebenwirkungsreiche Schmerzmittel einnehmen musste, zeigte ich, welche Akupressurpunkte bei Rückenschmerzen Linderung verschaffen. Nachdem er die Methode einige Male erfolgreich eingesetzt hatte, war er ganz begeistert davon, dass er nun endlich eine Möglichkeit hatte, die ihm schon bei beginnenden Schmerzen schnell half.

Einmal habe ich im Flugzeug bei einer Fernreise einem Fluggast helfen können, der durch das lange Sitzen in den beengten Verhältnissen starke Schmerzen an der Wirbelsäule bekommen hatte. Durch Akupressur am Ohr wurde nach zwei Minuten sein Rücken ganz warm und die Schmerzen verschwanden innerhalb von 20 Minuten. Dieser Mitreisende kennt nun seine speziellen Punkte und muss nicht auf weitere Fernreisen verzichten, nur weil er im Flugzeug bei langen Strecken Rückenschmerzen bekommt.

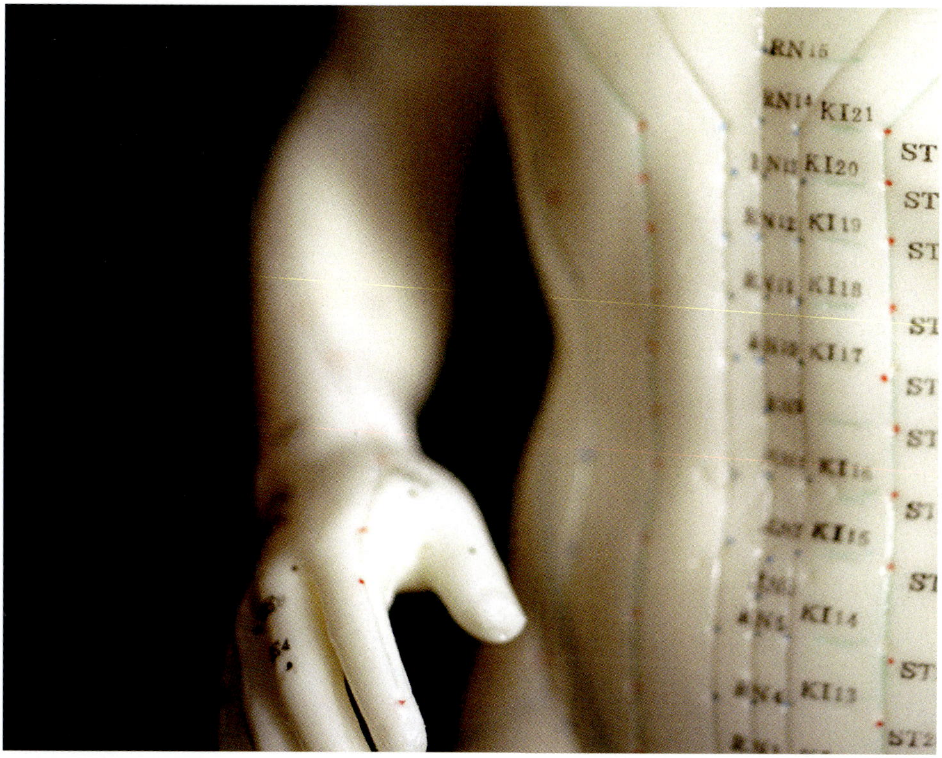

Die Meridiane verlaufen symmetrisch auf beiden Seiten des Körpers.

Zahnschmerzen: Bei einem Ausflug konnte ich einem Kind, das plötzlich heftige Zahnschmerzen bekam, schnell helfen. Weil gerade nichts Besseres zur Verfügung stand, habe ich den Zahnschmerzpunkt mit einer Büroklammer stimuliert. Natürlich heilt Akupressur nicht die Ursache für den Zahnschmerz, hierfür sollte baldmöglichst ein Zahnarzt aufgesucht werden. Aber bis dahin können Zahnschmerzen immerhin gelindert werden.

Kreislaufprobleme, Übelkeit: Oft konnte ich mit dem Druck meines Daumennagels auf einen so genannten Notfallpunkt Menschen helfen, die Kreislaufprobleme hatten oder sogar kurz davor waren, bewusstlos zu werden. Diesen Notfallpunkt sollte jeder kennen, denn seine Stimulation ist sehr wirksam bei Übelkeit und Ohnmacht. Außerdem kann man dadurch die Konzentration steigern. Er liegt knapp unterhalb der Nase etwas über der Mitte der Oberlip-

GUT ZU WISSEN

Sicherheits-Check für die Akupressur

Was muss ich wo spüren?

Akupressur wird mit der Fingerkuppe ausgeführt. Massieren Sie die angegebenen Punkte mit kreisenden Bewegungen oder drücken Sie mit dem Fingernagel oder einem stumpfen Gegenstand (Spitze einer Häkelnadel) so lange auf den Punkt, wie Sie den Druck noch gut aushalten können. Der Druck wird einige Sekunden gehalten und dann verändert. Drücken Sie mal stärker, mal schwächer, mal kreisend, mal nur auf der angegebenen Stelle, mal weiträumiger – so, wie es für Sie selbst am angenehmsten ist. Auch das Beklopfen von Akupressurpunkten bringt oft gute Erfolge. Im Allgemeinen soll die Akupressur nicht die eigene Schmerzgrenze überschreiten, aber nach einigen Erfahrungen mit dieser Methode werden Sie selbst herausfinden, ob Sie auch schon mal ein wenig tapferer sein müssen, wenn dafür nachher Ihre Schmerzen verschwunden sind. Jeder findet seine eigene hilfreiche Methode durch Ausprobieren heraus.

Wie erkenne ich eine Besserung?

Schmerzen sollten schon nach der ersten Akupressurbehandlung merklich nachlassen, Allergien werden sich langsamer verbessern. Wenn nach etwa zehn Behandlungen keine Besserung eintritt, sollten Sie die Methode wechseln, da Ihr Körper die angewendete Methode momentan nicht in Heilung umsetzen kann. Akupressur ist wie viele der anderen hier vorgestellten Methoden eine Reiz-Regulations-Therapie. Es werden Reize gesetzt, der Körper soll darauf antworten und tut das im günstigsten Falle mit der Aktivierung von Selbstheilungskräften. Nicht immer sind noch genügend solcher Kräfte vorhanden oder sie lassen sich momentan nicht aktivieren. Ausprobieren lohnt sich aber auf jeden Fall, Sie können nichts verkehrt machen.

Wann muss ich nachbehandeln und wie oft?

Akupressur kann man mehrmals täglich anwenden. Zeigt sich eine Besserung, sollte man diese Methode mindestens eine Woche lang fortsetzen. Akupressur kann schon nach wenigen Sekunden wirken, aber meist braucht man fünf bis 15 Minuten für eine Selbstbehandlung. Bei heftigen, akuten Symptomen behandelt man öfter, bei chronischen Symptomen seltener. Kräftige Menschen vertragen mehr Selbstbehandlungen als geschwächte Menschen.

Wann sollte ich doch den Arzt aufsuchen?

Suchen Sie immer dann den Arzt auf, wenn die Selbstbehandlung nicht wirkt oder wenn sich Ihre Symptome verschlimmern. Eine Krankheit kann fortschreiten, ohne dass die Selbstbehandlung einen Effekt darauf hat. Warnsymptome sind hohes Fieber über 39 °C, anhaltendes Fieber sowie kolikartige, wellenförmige oder zunehmende Schmerzen. Auch Taubheit oder Lähmungen sind Warnzeichen, bei denen Sie einen Arzt aufsuchen sollten.

pe. Wenn Sie diesen Punkt einmal bei sich selbst suchen, dann merken Sie schnell, dass es ein besonderer Punkt ist, der das Befinden beeinflusst. Allerdings ist das feste Hineindrücken eines Fingernagels an dieser Stelle nicht wirklich angenehm. Aber es hilft und wirkt sogar bei epileptischen Anfällen, die dadurch meist schnell unterbrochen werden können.

- Die Intuition hilft beim Auffinden persönlicher Akupunkturpunkte.

Manche Menschen finden ihre eigenen Akupressurpunkte instinktiv. So hilft es vielen, wenn sie sich bei seitlichen Kopfschmerzen die äußeren Augenränder reiben. Seitlich am Rand des Auges liegt denn auch ein wichtiger Akupunkturpunkt. Es gibt viele weitere Beispiele für schnelle Hilfe durch ein paar einfache Reize an bestimmten Punkten. In den jeweiligen Kapiteln werden Ihnen diese Punkte vorgestellt.

Schröpfen – Heilung mit Unterdruck

Schröpfen ist eine sehr alte und bewährte Heilmethode, die mit kleinen Gefäßen durchgeführt wird, in denen ein Unterdruck erzeugt wird. Wir haben schon oft unsere Patienten angeleitet, das Schröpfen in Selbstbehandlung durchzuführen. Das erspart häufig den Gang zum Arzt, insbesondere bei kleineren Störungen.

Durchführung

Für das Schröpfen werden Schröpfkugeln verwendet, die man über den Fachhandel beziehen kann. Es gibt sie in verschiedenen Größen und Materialien (Glas, Plastik) sowie mit und ohne Gummiballon.

Schröpfkugeln mit Ballon lassen sich sehr einfach verwenden. Der Unterdruck in der Kugel wird über den Gummiballon erzeugt, wodurch die Kugel nach dem Aufsetzen auf der Haut haften bleibt. Die Schröpfkugeln werden eine Weile auf dem Hautareal belassen, bis sich Rötungen unter der Schröpfkugel bilden. Bei der Schröpfmassage werden die Schröpfkugeln mit sanft kreisenden Bewegungen über der Haut bewegt. Schröpfmassagen über bestimmten Körperregionen können wahre Wunder vollbringen, beispielsweise Verspannungen und Muskelprobleme im Schulter-Nacken-Bereich lindern.

Bei Kugeln ohne Ballon wird durch eine kleine Hitzequelle in der Schröpfkugel der Sauerstoff verbraucht und es entsteht kurzfristig ein niedrigerer Druck als der umgebende Luftdruck. Wenn man in diesem Moment die Schröpfkugel schnell auf die Haut setzt, saugt sie sich dort fest. Bei dieser Technik ist es empfehlenswert, vorher Öl oder eine Lotion auf die Haut aufzutragen, damit die Schröpfkugel besser hält.

Das Schröpfen mit Hitze ist etwas schwerer zu erlernen, weil man sehr schnell und geschickt vorgehen muss. Beherrscht man diese Methode allerdings erst einmal, so können zum Schröpfen alle möglichen feuerfesten Gefäße benutzt werden, beispielsweise Joghurtgläser. Allerdings sollte das Glas nicht zu dünnwandig sein, sonst schneidet es in die Haut ein und kann dem Patienten unangenehm werden.

In diesem Zusammenhang erinnere ich mich an eine lustige Begebenheit bei einem Verwandtschaftsbesuch. Bei mir kündigte sich eine Erkältung an, die normalerweise durch eine Schröpfmassage über der Lunge am Ausbrechen gehindert werden kann. Aber natürlich hatten weder wir Schröpfkugeln dabei noch besaßen unsere Verwandten welche. Ein kleines Väschen allerdings hatte genau die richtige Form. Mein Mann erzeugte mit einer Flamme den Unterdruck und setzte mir das Väschen auf den Rücken. Schon nach einem Tag war meine Erkältung überwunden.

- Schröpfen hilft an großen Gelenken, bei Rücken- und Kopfschmerzen sowie bei Verdauungsstörungen.

An einem bestimmten Punkt ausgeführt kann das Schröpfen sogar die allergischen Erscheinungen beim Heuschnupfen lindern. Oft ist zwar zusätzlich eine Nadelakupunktur nötig. Aber die Patienten sind schon dankbar, wenn sie sich durch eine solche Selbstbehandlung Erleichterung verschaffen können.

Schröpfen mit dem Pflaumenblütenhämmerchen

Dieses Gerät ist ein kleiner Stempel, auf dem viele Nadeln angebracht sind. Damit klopft man auf das zu behandelnde Hautareal. Nach und nach entsteht durch die Reizung mit den Nadeln eine Hautrötung. Wenn man behutsam dabei vorgeht, fließt noch nicht einmal Blut dabei. Ein Versuch mit dem Pflaumenblütenhämmerchen lohnt sich über allen Gelenken, die wegen einer nachlassenden Durchblutung zu Schmerzen neigen. Auch bei Gelenkverschleiß kann man damit häufig die Schmerzen reduzieren.

Für die Selbstbehandlung sind Einmalgeräte empfehlenswert. In unserer Praxis geben wir nach einer solchen Anwendung unseren Patienten die Hämmerchen mit nach Hause. Sie können sie dann für den Selbstgebrauch

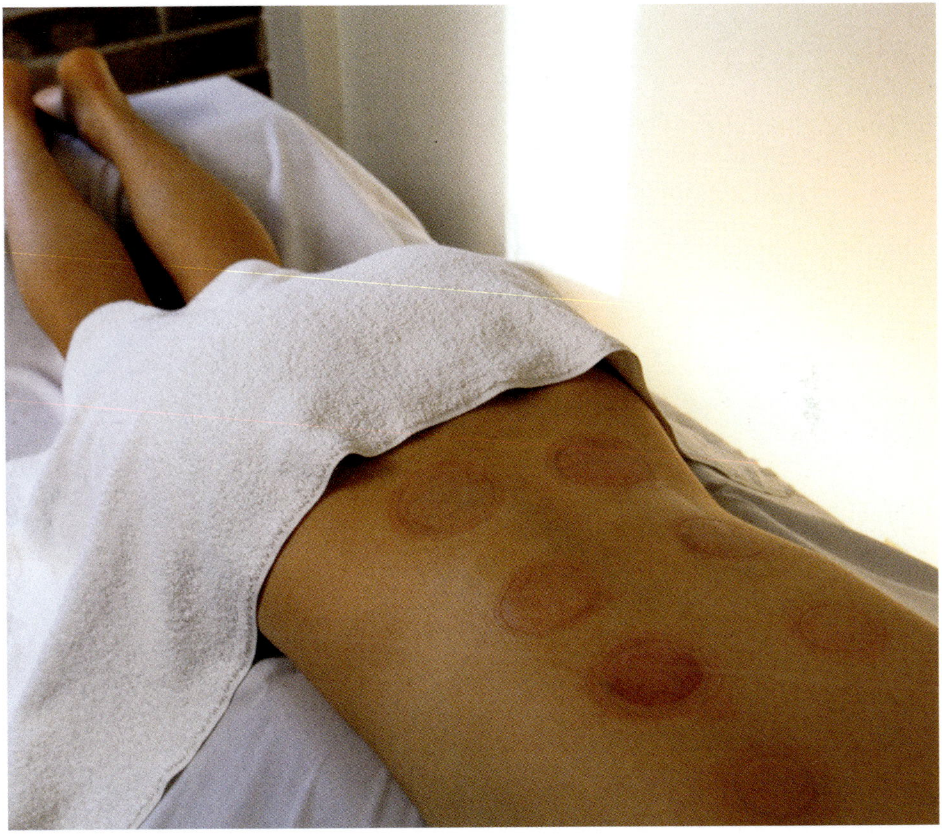

Schröpfen führt zu einer verstärkten Durchblutung und aktiviert so die Selbstheilungskräfte, beispielsweise bei Rückenschmerzen.

benutzen, jedoch werden die Patienten dazu angehalten, die Geräte immer wieder bei uns desinfizieren zu lassen. Das ist aus Hygienegründen sehr wichtig.

Für das blutige Schröpfen kann man mit gröberer Technik auch kleine Blutungen über einer Region erzeugen. Auch die Kombination von Pflaumenblütenhämmerchen und Hautreizmitteln, die zu Quaddelbildung führen, ist oft erfolgreich. Diese Therapie wird beispielsweise beim Baunscheidtieren eingesetzt, eine gute Methode, um hartnäckige Schmerzen zu beseitigen. Diese Therapieform gehört allerdings in die Hand eines dafür ausgebildeten Therapeuten.

GUT ZU WISSEN

Sicherheits-Check für das Schröpfen

Was muss ich wo spüren?
Wenn größere Hautareale behandelt werden sowie bei der Schröpfmassage, bei der mit der Schröpfkugel größere Hautbereiche massiert werden, kann ein Gefühl auftreten, wie man es auch von einer Massage kennt: Anfangs ist es etwas unangenehm, wird dann aber schnell als wohltuend empfunden.
Das Schwinghämmerchen soll leicht schwingend die entsprechenden, beispielsweise schmerzenden Körperregionen stimulieren. Sie sollten dabei nach einer Weile eine Erwärmung dieser Region verspüren. Schmerzhaft sollte diese Behandlung nicht sein, im Allgemeinen fließt kein Blut dabei.

Wie erkenne ich eine Besserung?
Die Behandlungen sollten Muskelverspannungen lockern und die Beweglichkeit von Gelenken spürbar verbessern. Durchblutung und Funktion verbessern sich langsam, was einige Anwendungen erfordern kann. Spüren Sie Linderung, dann machen Sie weiter, stoppen Sie die Behandlung, wenn sich nach ca. zehn Anwendungen keine spürbare Linderung einstellt. Diese kann auch zunächst sehr gering sein, machen Sie dann so lange weiter, wie Sie noch Verbesserung erzielen können.

Wann muss ich nachbehandeln und wie oft?
Schröpfen sollte man nur höchstens einmal pro Tag. Bei akuten Problemen legt man nach einer Woche mit täglichen Selbstbehandlungen eine Pause von drei bis sieben Tagen ein. Wenn die Behandlung erste Erfolge zeigt, dann genügt eine Behandlung pro Woche bis auch nur einmal pro Monat. Sie werden selbst schnell herausfinden, wie oft die Schröpftechnik für Sie sinnvoll ist. Wenn die letzten fünf Behandlungen zu keiner weiteren Verbesserung führten, können Sie damit aufhören.
Die Anwendung des Pflaumenblütenhämmerchens setzt einen etwas stärkeren Reiz für den Körper als die Schröpfmethode. Beide können kombiniert werden. Ein sehr kräftiger Mensch kann einmal am Tag das Pflaumenblütenhämmerchen anwenden, den meisten Menschen aber reicht diese Selbstbehandlung etwa ein- bis zweimal pro Woche. Zierliche Menschen oder solche, die sehr stark auf das Pflaumenblütenhämmerchen reagieren, sollten immer wieder Behandlungspausen von bis zu einem Monat einlegen.

Wann sollte ich doch den Arzt aufsuchen?
Bei den folgenden Alarmzeichen sollten Sie den Arzt aufsuchen: Lähmungen und Taubheit, Harn- oder Stuhlverhalt – sie können Zeichen für einen Bandscheibenvorfall sein. Manchmal kann man hier mit operativen Techniken oder auch anderen ärztlichen Methoden am besten helfen. Auch heftige, zunehmende oder wellenförmig auftretende Schmerzen sowie anhaltendes oder hohes Fieber von mehr als 39 °C sind Alarmzeichen.

Elektroakupunkturgeräte und andere Hilfsmittel

Im Handel gibt es eine Vielzahl von elektrischen Geräten, die für die Stimulierung von Akupunkturpunkten geeignet sind. Empfehlenswert für die Selbstbehandlung sind Elektroakupunkturgeräte, die durch Ton- oder Lichtanzeige direkt ausmessen, ob man sich genau über einem Akupunkturpunkt befindet. Dazu sollte man allerdings schon vorher zumindest grobe Kenntnisse haben, wo in etwa man den Akupunkturpunkt suchen muss. Anhand von Abbildungen kann man sich zunächst grob orientieren, den exakten Punkt kann man mithilfe dieses Gerätes dann selbst finden. Ohne den gefundenen Punkt verlassen zu müssen, kann man dann bei einigen Geräten eine elektrische Stimulation auslösen. Diese lässt sich so regulieren, dass die Anwendung noch als angenehm empfunden wird.

- Als preiswertes und gutes Gerät empfehlen wir unseren Patienten gern das Elektrostimulationsgerät ACS von Medisana.

In Büchern oder Kursen erhält man Anleitungen, welche Punkte sich bei welchen Beschwerden bewährt haben. Die Anwendung von Elektroakupunkturgeräten ist dann oft verblüffend wirksam. Lassen Sie sich im Fachhandel beraten oder wenden Sie sich an Händler von Akupunkturbedarf (Adressen am Ende des Buches).

Neben Elektroakupunkturgeräten gibt es viele weitere Angebote zur Selbstbehandlung, angefangen von Einlegesohlen mit Massagenoppen an Akupunkturpunkten über Magnetarmbänder bis hin zu Ringen, mit denen man die Handakupunkturpunkte stimulieren kann.

Druckkügelchenpflaster sind kleine Kügelchen, die mit einem vorgefertigten Pflaster auf die Haut geklebt werden können und einen Akupunkturpunkt für eine Weile permanent reizen. Es gibt diese Kügelchen mit magnetischen Metallkügelchen, damit steigert man nochmals die Wirkung der Behandlung.

Viele dieser zum Teil sehr einfachen und preiswerten Möglichkeiten verhelfen durchaus zu Wohlbefinden. Leider weiß man immer erst nach der Anwendung, ob ein Mittel sein Geld wert war oder ob es nur als unnötige, unwirksame Anschaffung verbucht werden muss.

Asiatische Bewegungstherapie

In asiatischen Parks findet man oft schon früh morgens die ersten Bürger, die mit Tai-Chi- und Qi-Gong-Übungen den Tag beginnen. Auf Zuschauer wirken diese Übungen sehr harmonisch und ästhetisch. Daran kann man unschwer erkennen, dass diese Bewegungselemente offenbar dazu dienen können, Körper, Seele und Geist in Einklang zu bringen.

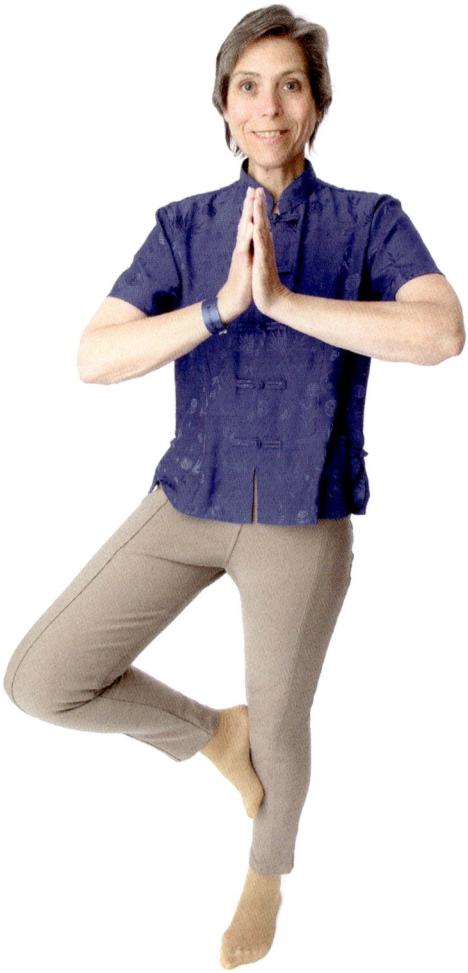

Diese Übung fördert – regelmäßig ausgeübt – inneres Gleichgewicht und Harmonie.

Tai-Chi und Qi-Gong sind Bewegungsformen, die Elemente mit Meditation, Konzentration, Atemübungen und Gymnastik enthalten. Der Begriff Qi steht für die fließende Energie des Körpers, die sich auch in den Leitbahnen der Akupunktur findet. Die Bewegungsabläufe beim Tai-Chi wurden von taoistischen Mönchen entwickelt und werden heute je nach zugrunde liegender Schule etwas abgewandelt. Qi-Gong wird als Bestandteil der TCM angesehen. Bei beiden Formen werden Bewegungsabläufe langsam und bedächtig durchgeführt.

Es hat sich auch bewährt, eigene Vorstellungen in Bewegung umzusetzen. So kann man beispielsweise Kopfschmerzen „aus dem Körper herausströmen lassen", so wie Wellen, die verebben. Man setzt solche Bilder in Bewegung um und erlebt dadurch am eigenen Körper die heilsamen Effekte. Anleitungen für bewährte Bilder, die sich leicht in Bewegung umsetzen lassen, werden in den einzelnen Kapiteln gegeben.

Ernährungstherapie

In der chinesischen Medizin stellt die Ernährung einen wesentlichen Therapiebereich dar.

Einteilung der Nahrungsmittel

Die Nahrungsmittel werden unter verschiedenen Gesichtspunkten in Kategorien eingeteilt. So wird einem Lebensmittel zunächst ein Temperaturverhalten zugeordnet. Es gibt heiße, kalte und neutrale Lebensmittel mit entsprechenden Übergängen. Bei Erkrankungen, die mit Hitzeerscheinungen einhergehen (zum Beispiel Entzündungen, Fieber, Rötungen), empfehlen sich kühlende Speisen. Bei Kältekrankheiten dagegen werden wärmende Speisen verabreicht.

Kühlend wirken beispielsweise Spargel, Tomaten, Gemüse mit hohem Wasseranteil und auch alle Speisen, die kalt verzehrt werden, also Rohkost und Salate. Wärmend sind Früchte, die viel Sonne und Wärme getankt haben, wie Südfrüchte. Auch Speisen, die uns innerlich erwärmen oder Hitze im Körper entstehen lassen, gehören in diese Kategorie, beispielsweise Hafer oder Knoblauch. Alkohol zählt ebenfalls zu den wärmenden Speisen, sollte jedoch nur in geringem Maße konsumiert werden.

Übergewicht wird in der chinesischen Medizin übrigens als Kältekrankheit klassifiziert. Nach dieser Auffassung kann es daher nicht dauerhaft zu einer Reduktion von Übergewicht kommen, wenn man sich ausschließlich von Salaten und Rohkost ernährt: Beides zählt zu den kühlenden Lebensmitteln.

Neben ihrem Temperaturverhalten werden die Nahrungsmittel auch nach ihrer Geschmacksrichtung eingeteilt. Man kennt die Richtungen sauer, bitter, süß, scharf und salzig. Jede dieser Geschmacksrichtungen ist in der chinesischen Elementenlehre (siehe Seite 19) einem Element zugeordnet.

Metabolic Typing

Menschen haben je nach Erbanlagen, nach Verhalten und nach Essgewohnheiten bestimmte Stärken oder Schwächen bei der Verarbeitung und der Verträglichkeit von Lebensmitteln. Wenn man herausfindet, zu welchem Stoffwechseltyp man gehört, kann man seine persönliche Ernährung so umstellen, dass man sich nach dem Essen und durch das Essen wohl fühlt.

Manch einer kann so wenig essen, dass er schon gar nicht mehr satt wird, und alle bekannten „Dickmacher" vermeiden – und er nimmt dennoch nicht ab. Andere können große Mengen leckerster Speisen genießen und werden nicht dicker. Auch wenn nach einer Nahrungsaufnahme Müdigkeit auftritt, ist dies ein Zeichen für eine nicht optimale Auswahl, denn die Aufnahme von Nahrung soll ja schließlich Kraft spenden und nicht den Körper belasten.

Durch die Bestimmung des Typs kann herausgefunden werden, wie verträglich Nahrungsmittel und Speisen momentan sind. Ein bestimmter Drüsentyp beispielsweise verträgt keinen Bohnenkaffee. Zwar empfindet er nach Kaffeegenuss kein Unwohlsein, aber er blockiert durch das Kaffeetrinken seine Möglichkeiten, abzunehmen. Allein der Verzicht auf Bohnenkaffee kann hier mitunter die lang ersehnte Wende herbeiführen. Dieser Typ sollte auch darauf achten, dass beim Essen immer alle Nahrungsmittelgruppen (Fett, Eiweiß, Kohlenhydrate) in einem bestimmten Verhältnis kombiniert aufgenommen werden – auch bei kleineren Mahlzeiten. Der Verzehr eines einzelnen Apfels oder eines Kekses schnell mal zwischendurch kann hier das Abnehmen erschweren.

Wir kennen heute verschiedene Einteilungen der Stoffwechseltypen. Diese können nach dem Drüsentyp, der Blutgruppe, der chinesischen Typenlehre oder nach anderen Kriterien erfolgen. Die Typbestimmung des Stoffwechsels erfolgt durch ausführliche Fragebögen, die anschließend genauestens ausgewertet werden, sowie durch Messung mithilfe von Elektroden und dem Armlängentest nach Aschner. In unserer Praxis lassen wir den individuellen Ernährungstyp unserer Patienten bestimmen und können ihnen auf diese Weise eine große Auswahl von verträglichen Lebensmitteln empfehlen. Patienten, die sich an diese optimale Ernährung gehalten haben, erreichten bald ein gesundes Gewicht und fühlten sich wohler und aktiver. Auch Allergien auf bestimmte Lebensmittel können auf diese Weise ausgetestet werden.

Phytotherapie

Die Anwendung von Pflanzenheilmitteln nennt man Phytotherapie. Um die chinesischen Kräuter richtig anwenden zu können, sind ein langes Studium und viel Erfahrung nötig. Daher ist dieser Teil der TCM weniger gut zur Selbstbehandlung geeignet. Allerdings haben wir gerade in Deutschland sehr wirksame regionale Heilkräuter, die sich mit den chinesischen Methoden gut kombinieren lassen. Auch viele naturheilkundlich orientierte Pharmaunternehmen bieten sinnvolle pflanzliche Arzneimittel an, die auch Wirkstoffe exoti-

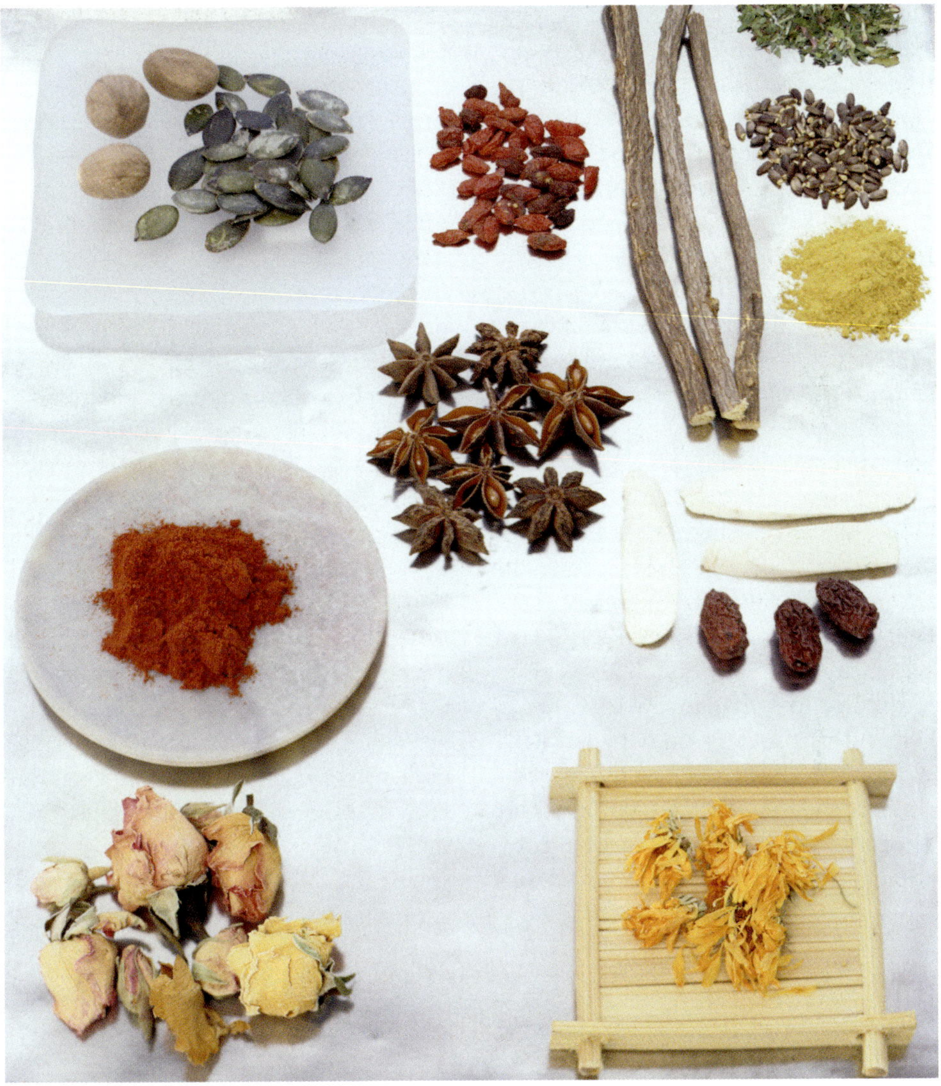

Der Einsatz der chinesischen Kräuterheilkunde erfordert große Erfahrung.

scherer Pflanzen enthalten. Bei den einzelnen Indikationen stellen wir Ihnen Fertigarzneimittel vor, mit denen wir in der Praxis immer wieder gute Erfahrungen machen konnten und die einfach anzuwenden sind.

Homöopathie zur Unterstützung

Homöopathie kann man in Analogie zur Traditionellen Chinesischen Medizin als Traditionelle Europäische Medizin bezeichnen. In unserer Praxis benutzen wir häufig Homöopathika, um die chinesischen Heilmethoden zu unterstützen.

Die Homöopathie geht auf Samuel Hahnemann zurück, der vor etwa 200 Jahren lebte. Er entwickelte aus dem bereits von Hippokrates bekannten Prinzip, dass Ähnliches das Ähnliche heilen könne, eine bis heute erfolgreiche Heilmethode. Dabei gibt man einem Erkrankten in sehr verdünnter Form eine Substanz, die in höherer Konzentration bei einem Gesunden ähnliche Symptome hervorrufen kann, wie diejenigen, an denen der Kranke leidet. Hat jemand beispielsweise eine Triefnase und tränende Augen, so kann das von den Zwiebeln herrühren, die er gerade schneidet. Oder es kann sich um einen Heuschnupfenpatienten handeln. Bekommt ein Heuschnupfenpatient nun in sehr starker Verdünnung die Substanz „Küchenzwiebel“, kommt es zu einer Aktivierung der Selbstheilungskräfte, und die schon vorher bestehenden Symptome des Heuschnupfenpatienten kann sein Körper nun selbst bekämpfen.

Bei Anwendung von Homöopathika muss man sehr genau beobachten, welche Symptome ein Patient bei seiner Krankheit hat. Auf der anderen Seite muss man wissen, welche Symptome eine homöopathische Substanz bei Gesunden hervorruft. Alle Symptome, die bei Gesunden hervorgerufen werden, nennt man Arzneimittelbild. Je mehr das Arzneimittelbild dem Symptomenbild eines kranken Menschen ähnelt, desto größer sind die Erfolgsaussichten, mit diesem Mittel eine Heilung zu bewirken.

Im Allgemeinen sind homöopathische Heilmittel nebenwirkungsarm, wenn man nicht gerade Hochpotenzen (siehe unten) verwendet. Als Potenzen bezeichnet man den Verdünnungsgrad, denn eine höhere Verdünnung verstärkt die Wirksamkeit eines homöopathischen Mittels. Eine D1 beispielsweise wurde im Verhältnis von 1 : 10 (dezimal) verdünnt. Für eine D2 verdünnt man davon wieder um 1 : 10 usw. C-Potenzen werden im Verhältnis 1 : 100, Q-Potenzen im Verhältnis 1 : 50.000 verdünnt.

Sehr starke Verdünnungen (Hochpotenzen) von homöopathischen Arzneien können Nebenwirkungen verursachen, wenn sie nicht genau auf den Patienten abgestimmt werden. Die Verwendung von Hochpotenzen sollte den Fachleuten vorbehalten sein. Es ist so etwas wie die hohe Schule der Homöopathie und für die meisten von uns noch schwer verständlich.

In Fertigarzneimitteln (Komplexhomöopathika) sind oft mehrere homöopathische Mittel enthalten. Diese Mittel sind einfach anzuwenden und verursachen weniger Nebenwirkungen. In den jeweiligen Kapiteln werden die Fertigarzneimittel genannt, die zu den dort besprochenen Therapien eine sinnvolle Ergänzung darstellen.

- Die Anwendung der klassischen Homöopathie mit Einzelmitteln ist für Laien nicht geeignet, sondern sollte gut ausgebildeten und erfahrenen Homöopathen überlassen bleiben.

Als Ergänzung zu einer Behandlung bei einem Therapeuten können alle in diesem Buch gegebenen Hinweise sehr nützlich und wertvoll sein. Auch in allen Fällen, in denen Ihnen bisher niemand recht weiterhelfen konnte, kann eine Eigenbehandlung Linderung verschaffen. Bitte nehmen Sie dennoch früh genug medizinische Hilfe in Anspruch.

Info

Wichtiger Hinweis zur Selbstbehandlung

Ich möchte an dieser Stelle darauf aufmerksam machen, dass man durch Selbstbehandlung auch Gefahren eingehen kann. Wenn Sie zum Beispiel erfolgreich Schmerzen beeinflussen, so kann es trotzdem sein, dass die Ursachen, die zu diesen Schmerzen geführt haben, weiterhin bestehen. Dies kann im schlimmsten Fall sogar dazu führen, dass die Krankheit dann ohne große Schmerzen weiter voranschreitet.

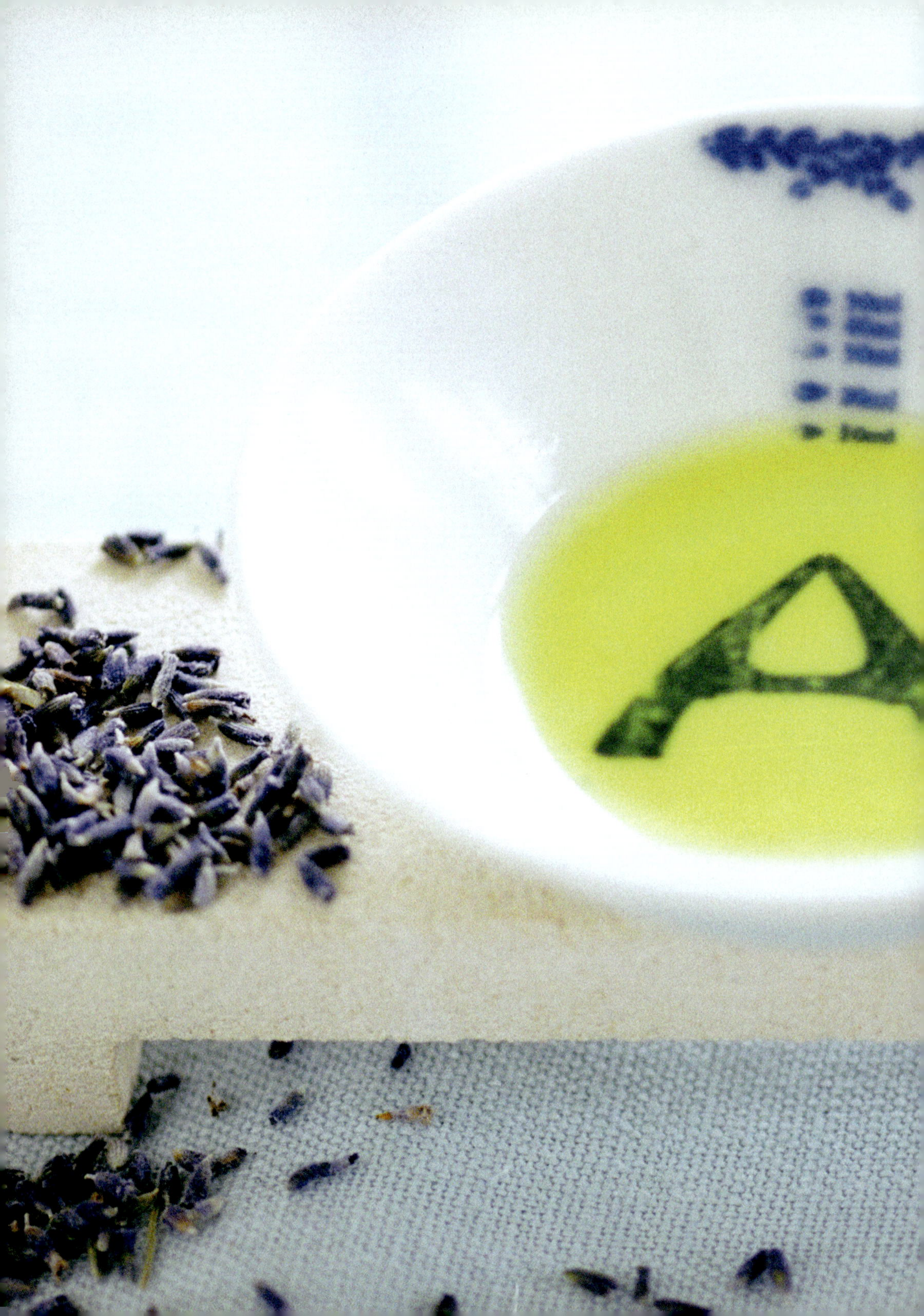
A

Heilung mit Chinesischer Hausmedizin

Welche Wärmebehandlungen, Massagen und weiteren Maßnahmen helfen, die wichtigsten Alltagsindikationen erfolgreich zu behandeln, erfahren Sie im folgenden Kapitel. Auch wenn Sie sich endlich das Rauchen abgewöhnen oder abnehmen wollen, bietet die TCM wirkungsvolle Unterstützung.

Ängste

Aufregung, Unsicherheit, Lampenfieber oder Flugangst können so manch einem sehr zu schaffen machen. Dazu kommt, dass diejenigen, die nicht so stark unter den genannten Gefühlen leiden, mit Unverständnis reagieren und dadurch die Not oft noch größer wird. Bei vielen Betroffenen führen Ängste auch zu Befindlichkeitsstörungen wie Bauchschmerzen, Schweißausbrüchen oder Herzklopfen.

Ursachen

Die Ursachen für Ängste sind sehr schwer zu ermitteln. Manchmal können Funktionsstörungen der Schilddrüse daran beteiligt sein, dass übergroße Angstgefühle entstehen. Die Zusammenarbeit mit Psychologen, Psychotherapeuten oder auch Psychiatern kann helfen, den Ursachen auf den Grund zu gehen. Sie sind sehr vielfältig und individuell und jeder Betroffene muss selbst entscheiden, ob er sich mit seinen Ängsten arrangieren kann oder ob er etwas grundlegend ändern muss.

Wann zum Arzt?

Ziehen Sie einen Arzt hinzu, wenn die Situation Sie überfordert und Sie mit Ihren Angstgefühlen im Alltag nicht mehr zurechtkommen.

TCM-Methoden

Herz 7: He 7 befindet sich am kleinfingerseitigen Ende der Handgelenksbeugefalte an der Sehne, die sich bei der Beugung des kleinen Fingers anspannt. Der Punkt liegt direkt unter der Sehne.

- Der Punkt He 7 heißt „Tor der Götter“ und vermittelt Zuversicht und Gelassenheit.

Bei der Moxa behandelt man die Region auf beiden Seiten der Sehne mit der Moxazigarre für etwa zwei Minuten.

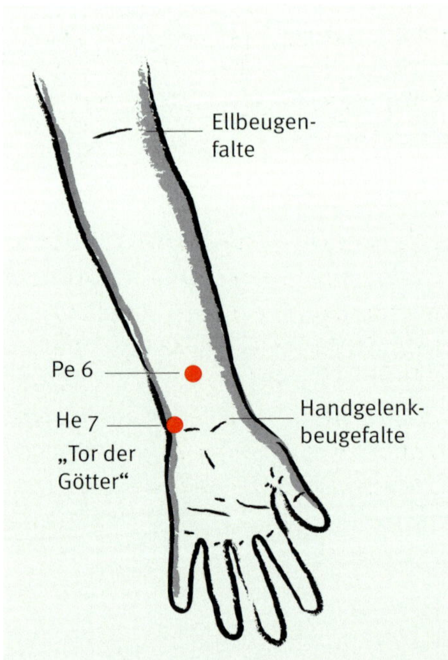

Es kann auch längere Zeit benötigen, falls der Punkt langsamer anspricht. Man soll erst aufhören, wenn der Bereich leicht gerötet ist und eine angenehme Wärme verspürt wird. Diese Behandlung kann man zweimal am Tag durchführen, oftmals reicht auch eine Behandlung pro Tag, bei zunehmender Besserung dann immer seltener. Meine Patienten berichten, dass sie sich nach der Moxibustion von He 7 viel ruhiger fühlen und es ihnen besser geht.

Pericard 6: Dieser Punkt befindet sich am Unterarm etwa zwei Daumenbreiten von der Handgelenksbeugefalte entfernt, genau zwischen den beiden Sehnen, die sich dort anspannen, wenn Sie den Daumen und den kleinen Finger an den Fingerkuppen zusammendrücken. Der Punkt Pe 6 wird ebenso wie He 7 behandelt.

Die beiden Punkte können auch mit Druckkügelchen- oder Magnetpflastern beklebt werden. Die Pflaster werden dazu für mindestens zwei Stunden an diesen Stellen belassen, maximal für etwa drei Tage. Bei manchen Menschen führt die Stimulation der beiden Punkte zu Müdigkeit, das sollte man eventuell vorher austesten, damit man bei einem Auftritt nicht zu entspannt ist ... Meist genügt es, die Punkte etwa eine Stunde vor einem Flug oder Auftritt mit Pflastern zu versehen.

Ergänzende Maßnahmen

Präparate: Bei Ängsten und Aufregung empfehlen wir das Komplexhomöopathikum Neurexan der Firma Heel. Dieses Mittel macht nicht müde und kann bei Bedarf gelutscht werden. Sehr bewährt hat sich auch die Einnahme von dysto-loges S als Tropfen (dreimal zehn pro Tag) oder Tabletten (dreimal eine pro Tag).

Stehen die Ängste in Zusammenhang mit einer Störung der Schilddrüsenfunktion, dann lassen wir gern die Mittel dysto-loges Tropfen und thyreologes Tropfen mischen. Von dieser Mischung werden dann dreimal täglich zehn Tropfen eingenommen. Thyreologes sollte einschleichend dosiert werden, also zuerst nur wenige Tropfen, dann langsam steigern bis zur gleichen Dosis wie bei den dysto-loges Tropfen. Bewährt hat sich diese Mischung vor allem bei leichten Schilddrüsenüberfunktion mit Nervosität, Unruhe und unangenehmem Herzklopfen.

Durchfall, Bauchschmerzen

Durchfall wird in der Fachsprache Diarrhö genannt. Er entsteht, wenn die Darmschleimhäute zu wenig Wasser aus der Nahrung aufnehmen oder wenn der Nahrungsbrei die Verdauungswege zu schnell passiert. Die Darmentleerungen sind dabei häufiger als dreimal am Tag, der Stuhl ist nicht geformt, sondern flüssig.

Ursachen

Bauchschmerzen und Durchfall sind keine eigenständigen Krankheiten, sondern Krankheitszeichen. Hinter diesen Symptomen können sich viele Ursachen verstecken. Häufig sind es Viren und Bakterien, die beispielsweise durch verdorbene und verunreinigte Nahrung in den Verdauungstrakt gelangen und dort Bauchschmerzen und Durchfall auslösen, wenn sie die Schleimhäute der Verdauungswege passieren. Auch die Psyche kann auf die Verdauung schlagen und Durchfall auslösen – denken Sie nur an Formulierungen wie „sich vor Angst in die Hose machen“ oder „Schiss haben“.

Durchfallerreger werden leicht übertragen, beispielsweise durch Hautkontakt, Tröpfcheninfektion oder das gemeinsame Benutzen von Alltagsgegenständen, beispielsweise beim Gang auf die Toilette. Vorbeugen kann man durch Hygiene, Hände waschen und – in tropischen Regionen – das Abkochen von Wasser.

Bauchschmerzen bei Kleinkindern sind manchmal ein Zeichen für eine Erkrankung an einer anderen Stelle des Körpers, denn bis zum Alter von etwa drei Jahren ist der Bauch das zentrale Organ des Kindes. Wenn ein Kleinkind also auf seinen Bauch zeigt und dabei Schmerzen äußert, kann beispielsweise auch eine Erkrankung der Atemwege dahinter stecken.

Wann zum Arzt?

Zuerst wird man versuchen, solch eine lästige Gesundheitsstörung durch Hausmittel zu beheben. Hierzu kann man etwa drei Tage abwarten. Bleibt der Durchfall danach noch bestehen, droht zu starker Flüssigkeitsverlust und es sollte unbedingt ein Arzt aufgesucht werden. Auch die folgenden zusätzlichen Faktoren machen einen Arztbesuch erforderlich:

- Fieber, das über 39 °C steigt oder länger als drei Tage anhält.
- Sehr starke Schmerzen.
- Plötzliche Schmerzen, die unerwartet heftig auftreten.
- Andauernde Bauchkrämpfe.

TCM-Methoden

In vielen Fällen von unspezifischen Bauchschmerzen kann man sich schnell und effektiv mit Moxibustion weiterhelfen. Dazu eignet sich der „Breuer'sche Achter-Igel" auf dem Bauch. Dabei werden in der vorderen Mittellinie des Körpers drei Punkte über dem Bauchnabel und einer darunter sowie je zwei Punkte neben der Bauchmitte mit Moxa erwärmt. Am besten eignet sich dazu die Moxazigarre.

Alle acht Punkte werden zusammen etwa zehn Minuten lang behandelt, indem man der Reihe nach die Moxazigarre über jeden einzelnen Punkt hält. Die glühende Zigarre wird so nahe an den Punkt gebracht, dass man eine angenehme Wärme verspürt. Nach wenigen Sekunden wird der Punkt gewechselt. So werden alle acht Punkte mehrmals aufgesucht und erwärmt. Man kann diese Behandlung bis zu dreimal am Tag wiederholen. Ist man selbst betroffen, sollte man jemanden haben, der einem bei der Behandlung hilft. Dann kann man sich entspannt auf den Rücken legen und muss sich nicht verrenken. Meist verschwindet die akute Symptomatik innerhalb eines Tages.

- Die Moxibustion soll nicht durchgeführt werden, wenn Fieber eines der Krankheitszeichen ist.

„Breuer'scher Achter-Igel"

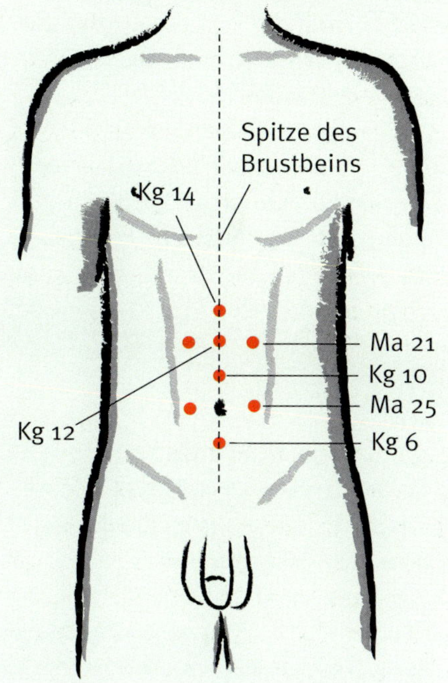

Man verbraucht bei einer Behandlung etwa drei Zentimeter einer Moxazigarre, danach wird sie in einem Gluttöter oder in einem Töpfchen mit Sand oder Erde gelöscht. Wenn man die Zigarre mit Wasser auslöscht, benötigt sie meist einige Tage, um wieder trocken zu werden. Dann muss man eventuell für die nächste Behandlung auf neue, trockene Zigarren ausweichen.

Wir haben schon häufig erlebt, dass sich durch diese Moxa-Anwendung auch langjährige Lebensmittelunverträglichkeiten verbessern ließen. Auch die Neigung zu einem empfindlichen Magen verschwindet häufig ebenso wie chronische Bauchschmerzen. Die Region des Bauches wird durch diese Therapie langfristig energetisch verbessert, was sich in einer zunehmenden körperlichen Robustheit bemerkbar macht. Viele meiner Patienten haben danach endlich auch wieder solche Lebensmittel vertragen, die für sie lange Jahre problematisch waren und Beschwerden verursacht haben.

Ergänzende Maßnahmen

- Vermeiden Sie bei Durchfall und Bauchweh alle Speisen, die das Verdauungssystem zusätzlich belasten, wie Rohkost, Kohl, blähende Speisen oder Obstsäfte. Ausnahmen sind Heidelbeersaft und Bananensaft. Sie wirken stopfend und helfen dadurch bei Durchfall.
- Einige Medikamente aus der Naturheilkunde haben sich bei Bauchschmerzen mit Durchfall besonders bewährt, beispielsweise Arzneimittel mit Kamillenextrakten, wie Diarrhoesan oder Iberogast, oder solche mit Wermut, Kalmus und Enzian, wie ventri-loges N. Kohletabletten helfen meist nur wenig.
- Perenterol und Yomogi enthalten darmspezifische probiotische Keime, die den Durchfallerregern eine Ansiedlung im Darm erschweren.
- Die altbewährte Wärmflasche tut bei Bauschmerzen und Durchfall oft gute Dienste.
- Unnötige Anstrengungen sollten vermieden werden, wenn man sich krank und schwach fühlt.
- Die folgende Übung aus der asiatischen Bewegungstherapie stärkt die Yin-Kräfte, also die Energien aus der „Mutter Erde“. Das verbessert bei Durchfallerkrankungen die energetische Versorgung.

ÜBUNG

Kraft schöpfen

Stellen Sie sich vor, dass Sie wie ein Baum mit Wurzeln in der Erde verankert sind. Stehen Sie aufrecht, mit den Füßen etwa schulterbreit auseinander, die Knie sind leicht gebeugt. Denken Sie sich einen Stehhocker, der hinter Ihnen steht und Ihnen Halt vermittelt. Ihre Arme sind leicht angewinkelt, die Hände zeigen mit den Handinnenflächen nach oben und sind leicht geöffnet, wie eine Schöpfkelle. Führen Sie Ihre Arme in einer weiten, kreisförmigen Bewegung nach oben und schöpfen Sie Energie. Schließen Sie über Ihrem Kopf die mit Energie angefüllten Hände und stellen sich vor, wie Sie die Energie für sich verwerten. Führen Sie Ihre geschlossenen Hände wieder zurück in die Ausgangsposition und öffnen Sie nun wieder Ihre Hände. Das wiederholen Sie sehr langsam etwa sechsmal.

Diese Übung kann man täglich wiederholen, sie stärkt das Yin im Körper und sorgt für den Erhalt der Kräfte. Gerade bei Durchfallerkrankungen kann man sich damit energetisch gut verbessern und die Krankheit schneller überwinden.

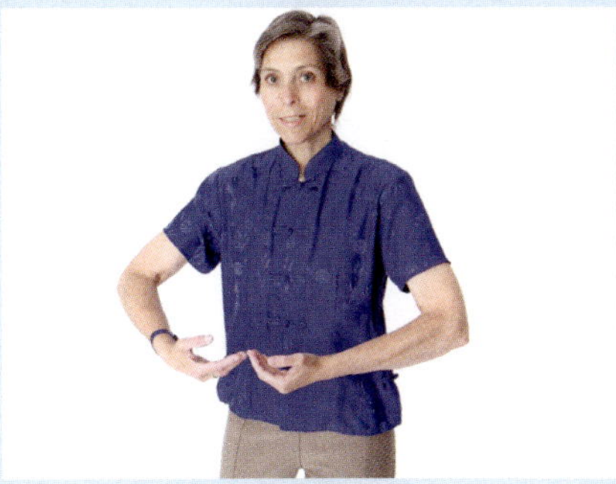

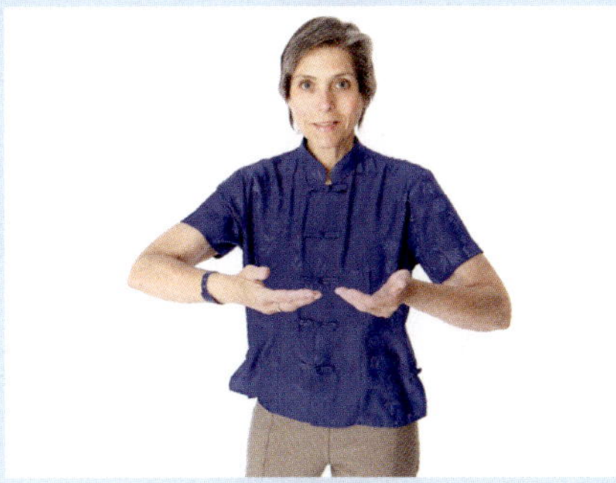

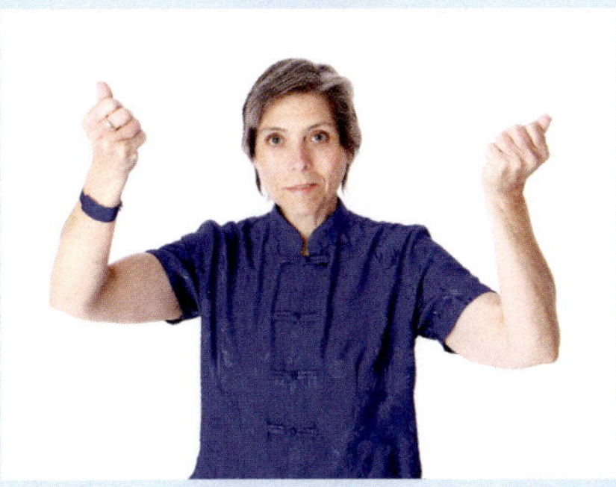

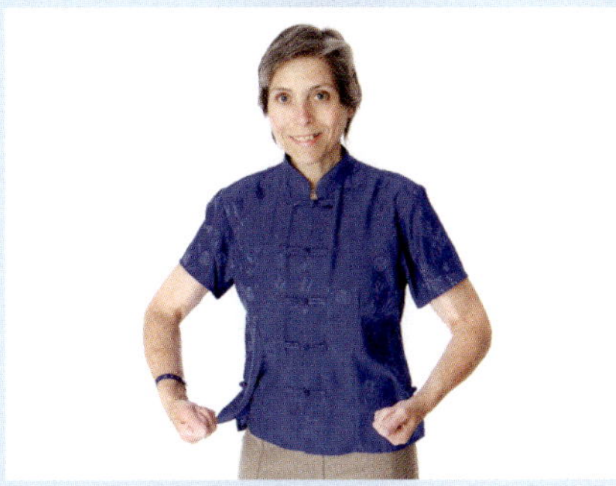

Erkältungskrankheiten

Besonders anfällig für Erkältungen ist der Körper in den kalten Jahreszeiten, besonders im Herbst. Nach der chinesischen Philosophie gehört der Herbst ebenso zum Element Metall wie das Organ Lunge. Das Element Metall steht für Trennung, also dem Abschied von der warmen und dem Übergang in die kältere Jahreszeit. Erkältungen sind meist harmlose Erkrankungen, die etwa eine Woche anhalten.

Ursache

Eine Erkältung ist eine Infektionserkrankung der oberen Atemwege, die meist durch Viren, gelegentlich auch durch Bakterien verursacht wird. Manchmal sind nach dem Anfangsstadium einer viralen Infektion zusätzliche bakterielle Sekundärinfektionen zu beobachten, die das Krankheitsgeschehen verschlimmern. Hinweis auf eine Beteiligung von Bakterien ist ein heftiger Verlauf der Erkältung mit reichlich Auswurf aus dem Mund und/oder Ausfluss aus der Nase, besonders, wenn diese Sekrete gelblich bis grünlich gefärbt sind. Ort des Geschehens sind die Schleimhäute der Atemwege, also der Mund- und Rachenraum, die Nase und die Nasennebenhöhlen, die Luftröhre, die Bronchien und alle Teile der Lunge.

- Bei einer geschwächten Immunlage des Körpers ist man anfälliger für die auslösenden Mikroben.

Leider verursachen Erkältungsviren auch eine Schwächung des Immunsystems. Auch eine schlechte Durchblutung vermindert die Aktivität des Immunsystems. Wenn Kälte und Nässe zusammenkommen, wirkt das besonders ungünstig, weil dadurch die Blutgefäße enger werden und die Durchblutung gedrosselt wird.

Übertragen werden die Erreger durch Tröpfcheninfektion beim Niesen oder Husten, durch Hautkontakt mit erkrankten Personen oder durch gemeinsames Benutzen von Gebrauchsgegenständen, beispielsweise der Türklinke oder dem Handtuch auf der Toilette. Die Zeit, bis die Krankheit zum Ausbruch kommt, ist je nach auslösendem Erreger unterschiedlich und beträgt meist zwischen zwei und fünf Tagen.

Wann zum Arzt?

Meist ist es nicht nötig, wegen einer Erkältung den Arzt aufzusuchen. Aber es können sich Komplikationen anbahnen, wenn die Erkältung lange besteht. Nach einer Erkrankungsdauer von mehr als einer Woche ist es vernünftig, abklären zu lassen, ob wirklich nur eine

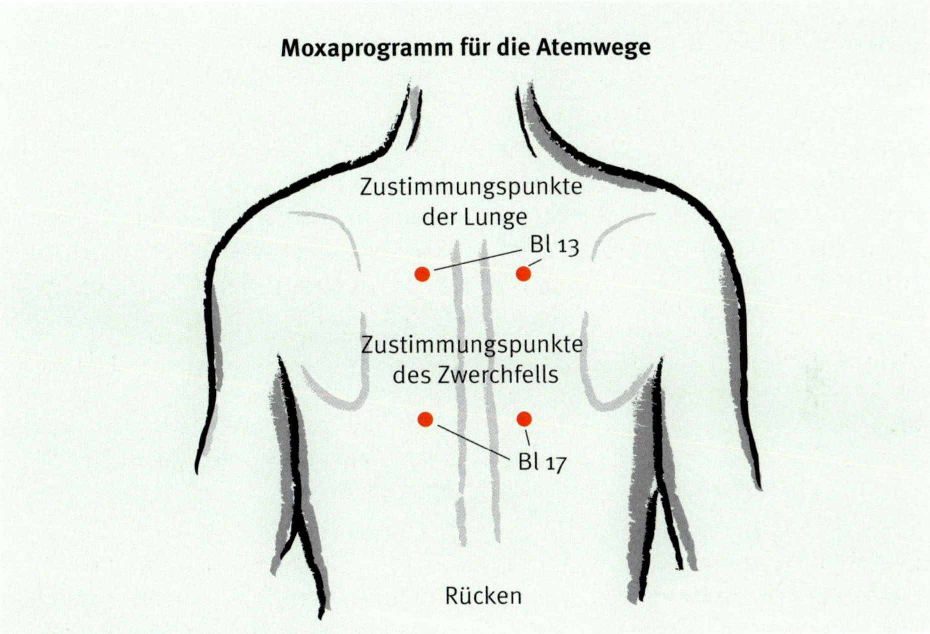

harmlose Erkältung vorliegt. Atemnot sollte Sie dringlich zu einem Arztbesuch bewegen, ebenso Fieber, das länger als drei Tage anhält oder das über 38 °C steigt. Falls in diesen Fällen nichts unternommen wird, kann sich aus einer Erkältung eine Lungenentzündung entwickeln.

TCM-Methoden

Moxaprogramm: Für die Atemwege gibt es ein spezielles Moxaprogramm auf dem Rücken, bei dem vier bestimmte Punkte benutzt werden. Hierbei wird jeder Punkt einzeln für jeweils etwa drei Minuten mit einer Moxazigarre erwärmt. Diese Punkte kann man täglich ein- bis zweimal stimulieren. Man kann aber auch pro Punkt ein bis drei Moxakegel aufkleben und jeden etwa fünf Minuten lang brennen lassen. Um das Moxaprogramm bei sich selbst durchzuführen, benötigt man die Hilfe eines Assistenten.

Die vier Punkte rechnet man zu der Gruppe der Zustimmungspunkte. Zustimmungspunkte gibt es für die einzelnen Organe und energetischen Leitbahnen des Körpers. Die oberen beiden Punkte sind die Zustimmungspunkte der Lunge, die unteren die des Zwerchfells. Die Aktivierung aller vier Punkte

GUT ZU WISSEN

Zustimmungs- und Alarmpunkte

Nach traditioneller chinesischer Vorstellung aktivieren die Zustimmungspunkte (Shu-Punkte) die Lebensenergie Qi und beeinflussen die zugehörigen Organsysteme. Die Zustimmungspunkte der Lunge liegen auf dem Rücken und zwar auf dem Blasenmeridian. Durch ihre Stimulation kann man die Lungenfunktion energetisch verbessern und so bei Atemwegserkrankungen die Heilung fördern.

Alarmpunkte (Mu-Punkte) liegen auf der Vorderseite des Rumpfes, im Brust- und Bauchbereich. Druckschmerzhaftigkeit an diesen Punkten ist ein Hinweis darauf, dass in dem jeweils dazugehörigen Organ eine energetische Störung vorliegt – sie schlagen sozusagen Alarm bei Störungen in dem betreffenden Organ. Der Alarmpunkt des Dickdarmes beispielsweise liegt bei dem Punkt Magen 25 auf der Magenleitbahn neben dem Bauchnabel. Man reizt diesen Alarmpunkt bei Verdauungsstörungen oder bei Erkrankungen des Dickdarmes und hat dadurch Einfluss auf die Verdauungswege. Oft werden Zustimmungs- und Alarmpunkte gemeinsam genutzt.

führt zu einer besseren energetischen Versorgung der Lunge. Besonders bei Erkältungen machen wir bei unseren Patienten damit sehr gute Erfahrungen. Häufig ergänzen wir diese Moxibustion mit Akupunktur an weiteren Punkten.

Man muss im Einzelfall ausprobieren, ob jemandem das Moxaprogramm unangenehm ist oder nicht. Grundsätzlich darf man die Moxibustion bei Erkältungen nicht anwenden, wenn der Patient ein unangenehmes Gefühl dabei hat. Bei allen Hitzezeichen, wie erhöhte Temperatur oder Rötungen, ist die Moxibustion ebenfalls nicht geeignet. Manchmal hat die Moxibustion auch ohne sichtbare Hitzezeichen keine guten Effekte auf die Atemwege, das ist im Einzelfall auszuprobieren.

Schröpfmassage: Für die Atemwege ist auch die Schröpftechnik auf dem Rücken ein wertvolles Selbstbehandlungsmittel. Die einfachste Methode ist es, eine Schröpfkugel mit Gummiballon auf dem Rücken weit oben neben der Wirbelsäule aufzusetzen. Die Kugel wird dann mit sanft kreisenden Bewegungen nach unten bis zur Mitte des Körpers und wieder zurückgeführt. Bleiben Sie dabei immer einige Zentimeter von der Wirbelsäule entfernt – siehe auch Abbildung Seite 103. Das wird etwa zehn Minuten wiederholt, bis eine deutlich sichtbare Rötung auf dem Rücken entstanden ist. Dann kann man die Schröpfkugel entfernen. Fassen Sie beim Bewegen auf der Haut die Kugel am Glas an und nicht am Gummiballon. Insbesondere bei Asthma – jedoch nicht bei einem akuten Anfall – ist eine Schröpfmassage sehr erfolgreich, da diese Therapie dabei hilft, die Gesamtenergie der Lunge zu verbessern.

- Falls die Schröpfmassage bei Asthma so erfolgreich ist, dass eine Verringerung der Medikation erwogen wird, sollte dies unbedingt mit dem Therapeuten abgesprochen werden. Nicht eigenmächtig die verordneten Medikamente absetzen!

Klopfmassage des Kg 17: Der Akupunkturpunkt Kg 17 gilt als „Meisterpunkt der Atemwege". Die Klopfmassage wird mit einem oder mehreren Fingern durchgeführt. Es soll etwa so fest geklopft werden, dass ein Ton unterbrochen wird. Brummen Sie also ein lang gezogenes „Aaaaaa" und klopfen Sie dabei so stark, dass der Ton wie abgehackt klingt – Dauer ca. sechs Minuten.

Kg ist die Abkürzung für Konzeptionsgefäß. Hierbei handelt es sich um eine der „außerordentlichen" Leitbahnen, auch Ren-mei genannt. Das Konzeptionsgefäß liegt in der vorderen Mittellinie des Körpers. Die Aktivierung des Punktes Kg 17 stärkt das Immunsystem und kräftigt den Körper, was bei Atemwegserkrankungen sehr hilfreich ist.

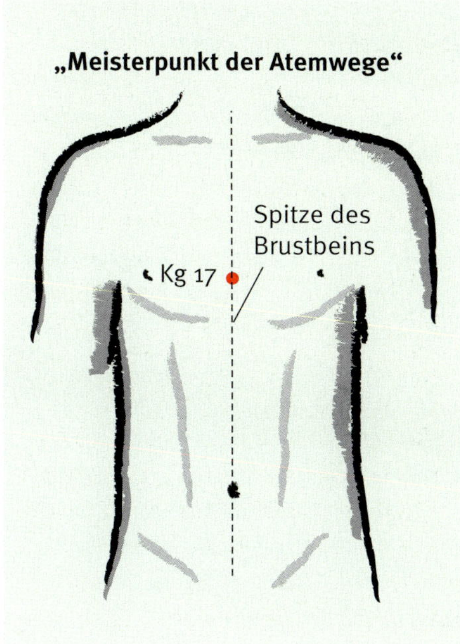

Ergänzende Maßnahmen

Präparate: Das Mittel toxi-loges der Fa. Dr. Loges stärkt das Immunsystem. toxi-loges gibt es in Tabletten- und in Tropfenform. Im akuten Fall nimmt man stündlich bis zu 40 Tropfen oder eine Tablette (maximal zwölf am Tag); wenn Besserung eingetreten ist, reduziert man die Einnahme auf dreimal 20 Tropfen bzw. eine Tablette pro Tag bis zur Genesung. Auch bei Kleinkindern machen wir mit toxi-loges-Tabletten gute Erfahrungen: Hier genügt eine halbe Tablette – im akuten Fall stündlich und bei Besserung oder im chronischen Fall dreimal täglich lutschen lassen.

Bei beginnenden Infekten, besonders bei Erkältungskrankheiten, ist das Mittel Engystol der Fa. Heel unverzichtbar, denn die Tabletten verbessern die Abwehrkräfte. Anfangs lutscht man über einen Zeitraum von zwei Stunden alle zehn Minuten jeweils eine Tablette und wiederholt das nach einigen Stunden; oder man lutscht stündlich über den Tag verteilt jeweils eine Tablette – maximal zwölfmal am Tag.

Das als Nahrungsmittelergänzung verwendete Regacan der Fa. Syxyl stärkt das Immunsystem und beugt Infekten aller Art vor: Nach einer kurmäßigen etwa vierteljährlichen Einnahme von täglich drei Tabletten – am besten abends – ist man gesundheitlich viel robuster und wird nur noch selten krank.

Vorbeugung: Die beste Vorbeugung gegen Infekte ist ein stabiles Immunsystem.

- Das können Sie durch reichlich Zufuhr von Obst und Gemüse erreichen. Auch Rohkost ist gut für das Immunsystem, wenn Sie sie vertragen.
- Viel Flüssigkeitszufuhr stärkt den Körper, mindestens zwei Liter Wasser sollten es täglich sein.
- Genügend Schlaf lässt den Körper Kräfte sammeln, jede Nacht auf etwa acht Stunden Schlaf zu kommen, ist ein guter Durchschnittswert.
- Auch gute Laune ist wichtig für unseren Körper. Ein durchaus ernst zu nehmender Spruch, den ich gern beherzige, ist: Man kann an allem sparen, nur nicht am Vergnügen. In diesem Sinne hoffe ich, dass wir nun allesamt viel weniger krank werden.

Erschöpfung, Chronisches Müdigkeitssyndrom (CFS)

Diese Erkrankung wird erst seit einiger Zeit wirklich ernst genommen. Bislang glaubte man, die Betroffenen könnten mit ein wenig gutem Willen selbst dagegen ankämpfen. Aber zunehmend beobachten wir in unserer Praxis, dass Patienten mit CFS (= **C**hronic **f**atigue **s**yndrome) im Laufe der Zeit eher schlimmer statt besser dran sind, auch wenn sie sich noch so bemühen. Man fühlt sich erschöpft, ohne Kraft, ist ständig müde und verliert die Lebensfreude. Wenn das ganze Leben zur Qual wird, weil man sich ständig überfordert fühlt, dann braucht man wirksame Hilfe.

Ursachen

Die Ursachen sind leider oft nicht eindeutig zu klären. Wir nehmen heute an, dass viele kleinere und auch zum Teil schwierig zu findende Ursachen irgendwann das sprichwörtliche Fass zum Überlaufen bringen. Nahrungsmittel, von denen viele heutzutage industriell erzeugt wurden und nicht mehr genügend Nährstoffe enthalten, weil auch die landwirtschaftlichen Nutzflächen an Nährstoffen verarmen, können eine Rolle spielen. Ebenso aber auch die steigenden Anforderungen im Berufsleben, die Reizüberflutung durch Medien, Lärmbelastung und auch die gesellschaftlichen Umstrukturierungen, bei denen die Gemeinschaft als Lebensform immer mehr der individuellen Selbstverwirklichung weicht.

- Wenn Belastung und Belastbarkeit nicht mehr zusammenpassen, erschöpfen sich auf die Dauer die Kräfte.

Die Belastung kann der Betroffene oft selbst vermindern, abhängig von den Sachzwängen, denen er in seinem Leben ausgesetzt ist. Die *Belastbarkeit* zu steigern ist schon etwas schwieriger und langwieriger.

Wann zum Arzt?

Da ein Leistungsabfall in seltenen Fällen auch auf eine schwerwiegende Erkrankung hinweisen kann, sollte man in jedem Fall von unerklärlicher Erschöpfungssymptomatik zum Arzt gehen und abklären lassen, ob Mangelerscheinungen oder andere Krankheitsursachen gefunden und behoben werden können.

TCM-Methoden

Drei wichtige Akupunkturpunkte fördern die Kräftigung des geschwächten Körpers und beruhigen gleichzeitig den unruhigen Geist. Unkonzentriertheit, Unruhe und Erschöpfung können damit gelindert werden.

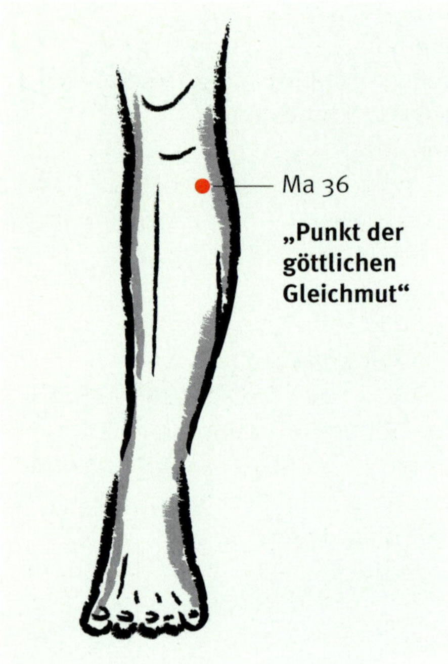

Die drei Punkte sind im Einzelnen:
Magen 36: Dieser Akupunkturpunkt heißt auch „Punkt der göttlichen Gleichmut“ oder „3-Meilen-Punkt“, weil seine Aktivierung Kraft spendet, um weite Wegstrecken zurückzulegen. Er liegt auf dem Unterschenkel auf der vorderen Außenseite, etwa eine Handbreite (ohne Daumen) vom Winkel des Kniegelenks nach unten entfernt. Man findet diesen aufbauenden Punkt eine Daumenbreite neben einer Unebenheit auf dem Schienbein, wo die Kniescheibensehne von oben im Schienbeinknochen angewachsen ist. Wir nutzen ihn auch im Bereich des Leistungssports und sogar bei Pferden. Seine Aktivierung wirkt wie natürliches Doping, nur ist es unschädlich, nebenwirkungsfrei, legal und es führt nicht zu einer Überforderung des Organismus, weil nicht chemische Mittel von außen die Leistungsfähigkeit steigern, sondern die eigenen Kräfte besser verwaltet und dosierbar werden. An diesem Punkt kann man auch gut ein Elektroakupunkturgerät anwenden.

Milz 6 befindet sich ebenfalls auf dem Unterschenkel, allerdings auf dessen Innenseite, etwa eine Handbreite (ohne Daumen) oberhalb vom Innenknöchel, auf der halben Strecke zwischen Vorder- und Rückseite des Beines. Dieser Punkt der Milzleitbahn vereinigt in sich die Kräfte von drei Leitbahnen und verbessert die körperliche Versorgung. Man spricht von Yin-Kräften und auch von Erdenkräften. Durch die Aktivierung dieses Punktes fühlt man sich wie-

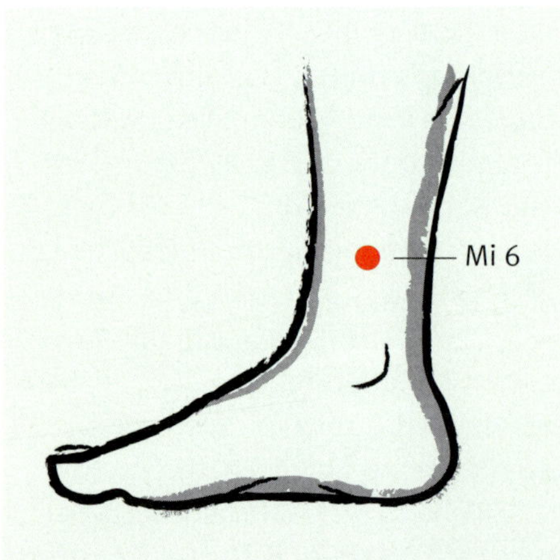

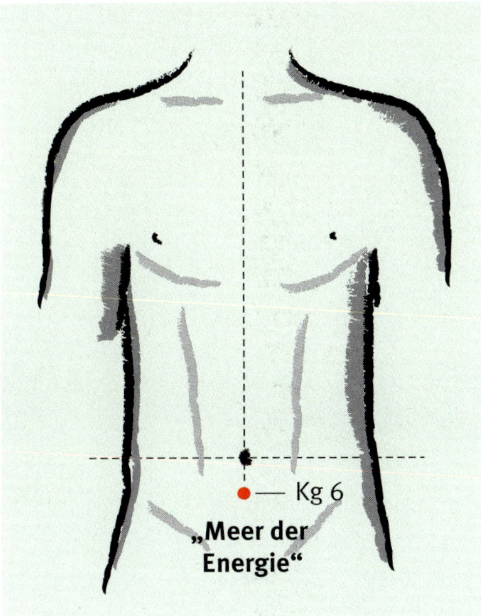

der erdverbundener, die Sorgen werden als weniger belastend empfunden und Zuversicht und Mut wachsen.

Kg 6 ist ein Punkt auf einer Leitbahn, die man als Konzeptionsgefäß bezeichnet. Es ist eine besondere Leitbahn, sie ist allen Yin-Leitbahnen nochmals übergeordnet und sorgt vor allem für die energetische Versorgung des Körpers. So heißt der Punkt Kg 6 in der deutschen Übersetzung auch „Meer der Energie“. Er ist einer der Punkte, deren Stimulation bei geschwächten Menschen immer wieder erstaunlich schnelle Regeneration ermöglicht. Der Punkt befindet sich unter dem Bauchnabel in der vorderen Mittellinie des Körpers. Zwischen dem Bauchnabel und der Mitte des Schambeinknochens sind fünf gleiche Abstände zu ermitteln – den Schambeinknochen kann man am oberen Ansatz der Schambehaarung durch die Haut hindurch ertasten. Eineinhalb Fünftel beträgt der Abstand zwischen Bauchnabel und dem Punkt Kg 6 – siehe Zeichnung.

Moxaprogramm zur Kräftesteigerung: Für die Moxibustion wärmen Sie mit der Moxazigarre die fünf Punkte (=Magen 36 und Milz 6 jeweils rechts und links, Kg 6 in der Mitte) immer abwechselnd, zusammen etwa 30 Minuten lang, einmal pro Tag. Als Alternative können Sie einmal pro Tag auf jeden Punkt ein Moxahütchen kleben und abbrennen lassen – wenn die Wärme zu stark wird, sofort entfernen, sonst drohen Verbrennungen. Nach etwa zehn Anwendungen sollte man eine Pause von etwa zwei Wochen einlegen.

Eine weitere Möglichkeit bietet das Aufkleben eines Moxapflasters auf diese Stellen. Es kann für einige Stunden oder auch Tage dort belassen werden. Für Kg6 ist auch das Moxarad mit einem bis fünf Moxakegeln gut geeignet.

- Die Moxibustion ist grundsätzlich nicht bei Fieber geeignet. Auch wenn an den Stellen, die behandelt werden sollen, vorher schon Hautrötungen zu sehen sind, sollte keine Moxibustion erfolgen.

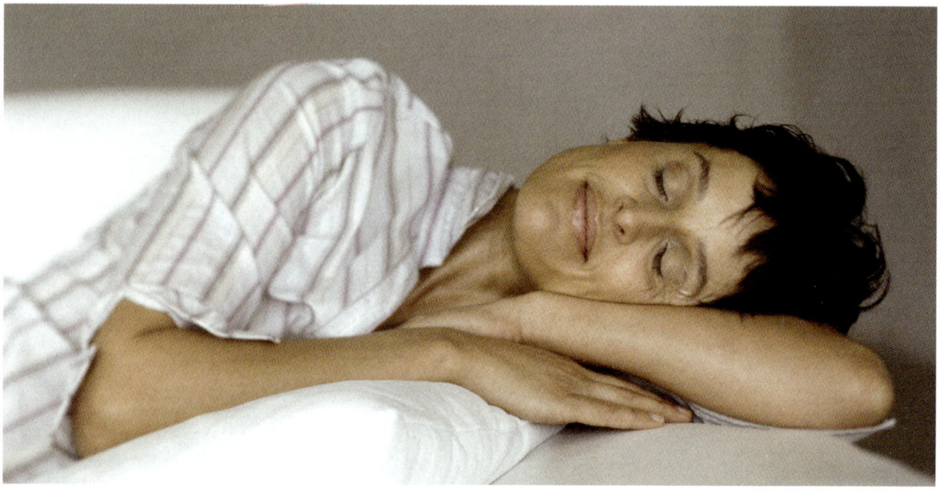

Füllen Sie Ihren Akku wieder auf.

Ergänzende Maßnahmen

Präparate: Ein sehr wirksames Aufbaupräparat aus der Apotheke ist Vigodana uno. Eine Kapsel pro Tag genügt, schon nach wenigen Tagen fühlt man sich deutlich gekräftigt und ist nicht mehr so erschöpft. Manche Patienten setzen dieses Mittel dann gern wieder ab, wenn sie nicht mehr wissen, wohin mit all der Energie, die sie plötzlich wieder spüren. Mitarbeiter in Arztpraxen nehmen dieses Mittel auch gern selbst.

Nach der Traditionellen Chinesischen Medizin bewährt sich zum Aufbau der Körperkräfte besonders die Ginsengwurzel. Ginseng erhalten Sie in der Apotheke als Tee, als Extrakt, als komplette Wurzel oder sogar auch schon als Lutschbonbons. Wir empfehlen gern ein Konzentrat der Firma il Hwa, das sehr sparsam dosiert werden kann. Es wird mit heißem Wasser verdünnt und darf nicht mit Metall in Berührung kommen, also einen Holz- oder Plastiklöffel zum Umrühren verwenden. Man kann das Getränk mit Honig süßen. Meist merkt man schon nach etwa einer Woche, dass die Kräfte wieder zurückkehren.

Das hilft ebenfalls:

- Achten Sie auf genügend Schlaf.
- Treiben Sie regelmäßig Sport und sorgen Sie dafür, dass Sie abends richtig müde sind.
- Vermeiden Sie ungesunde Ernährung.
- Sorgen Sie für genügend Freude in Ihrem Leben, auch das kräftigt den Körper.

Gelenkschmerzen

Patienten mit Gelenkschmerzen sind damit oft sehr belastet. Die Bewegungsfähigkeit wird durch die Schmerzen immer mehr eingeschränkt und die dauernden Schmerzen wirken zermürbend. Viele Aktivitäten sind nicht mehr möglich und durch schmerzbedingt schlechten Schlaf werden die Ruhe- und Ausgleichsphasen gestört. Die Behandlung ist oft langwierig und oft selbst wieder schmerzhaft. Viele Arzneimittel sind reich an Nebenwirkungen, so dass Nutzen und Schaden oft in einer ungünstigen Relation stehen.

Wenn das Erkrankungsstadium noch nicht weit fortgeschritten ist, kann man mit Naturheilverfahren oft gute Erfolge erzielen. Und auch als Patient können Sie viel dazu beitragen, Ihre Gelenkfunktion zu verbessern, das Fortschreiten der Krankheit aufzuhalten oder zu bremsen und die Schmerzen zu lindern. Nachfolgend geben wir Ihnen für die einzelnen Gelenke Anleitungen, mit denen Sie deren Funktion ergänzend zu der Behandlung durch Ihren Therapeuten verbessern können.

Ursachen

Alle unsere Gelenke unterliegen zeitlebens durch Bewegung einem gewissen mechanischen Verschleiß. Die Belastbarkeit der Gelenke sinkt mit zunehmendem Alter durch den geringer werdenden Wasseranteil des Körpers. Die Belastung steigt bei steigendem Gewicht.

Arthritis bezeichnet die Gelenkentzündung. Sie kann akut oder chronisch auftreten und ist meist von schlimmen Schmerzen begleitet. Hitze, Rötung und Schwellungen sind Entzündungszeichen, die eine Moxa-Anwendung verbieten.

Arthrose bezeichnet den nichtentzündlichen degenerativen Abbau (Verschleiß) von Gelenk- und Knochenstrukturen, die am Gelenkaufbau beteiligt sind. Arthrose ist unheilbar. In der modernen Medizin kann man durch künstliche Gelenke im fortgeschrittenen Fall noch manche Gelenkfunktion retten und wiederherstellen. Aber vor allem im Vorfeld kann man durch Naturheilverfahren, heilende Wärme und verbesserte Lebensführung eine Menge Schmerzen vermeiden helfen sowie auch die einzelnen Gelenkfunktionen länger erhalten.

Wann zum Arzt?

- Wenn Gelenkschmerzen länger anhalten und nicht nach wenigen Tagen von selbst wieder verschwinden.

- Wenn weitere Krankheitszeichen den Gelenkschmerz begleiten, beispielsweise Hitze oder Rötung am Gelenk sowie Schwellungen.
- Wenn das Gelenk stark schmerzt, so dass die Gelenkfunktion eingeschränkt ist.
- Immer, wenn Sie kein gutes Gefühl bei der Selbstbehandlung haben und keine Verbesserung bemerken.

TCM-Methoden

Bei Moxibustionen an Gelenken sollte das Wärmegefühl als angenehm empfunden werden, die Gelenkfunktion sich nach und nach verbessern und/oder die Schmerzen nachlassen. Bitte keine Moxibustionen weiterführen, wenn Sie keine verbessernden Effekte damit erzielen oder gar eine Verschlechterung dabei erleben. Ist ein Gelenk schon vor der Behandlung überwärmt oder gerötet, dann ist die Moxibustion nicht geeignet. Bei manchen akuten Problemen an Gelenken kann das vorkommen und dann sollten Sie auf keinen Fall mit Moxa arbeiten.

Schultergelenkschmerzen

Das Schultergelenk besteht aus dem Oberarmknochen, dem Schlüsselbein und dem Schulterblatt. Da das Schultergelenk ein sehr kompliziertes Gelenk ist, ist es immer ratsam, bei Schulterschmerzen nicht nur eine Selbstbehandlung vorzunehmen, sondern sich in jedem Fall auch fachliche Hilfe bei Ihrem Therapeuten zu holen.

Magen 38: Am Unterschenkel existiert ein „Meisterpunkt für die Schulter", der Magen 38. Er befindet sich genau in der Mitte des Unterschenkels etwa eine Daumenbreite nach außen neben der Schienbeinvorderkante. Bei Schulterschmerzen ist das Akupunktieren Erfolg versprechend. Zwischen den Behandlungen können Sie diesen Punkt zusätzlich mit Moxibustion, Akupressur oder dem Elektroakupunkturgerät stimulieren.

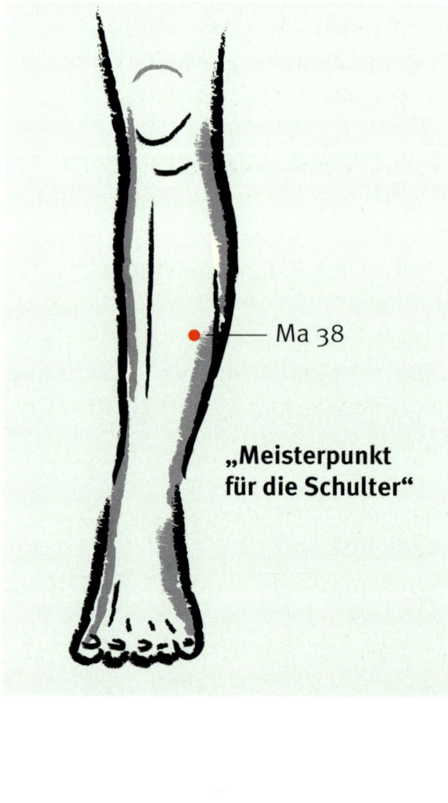

„Meisterpunkt für die Schulter"

Moxibustion: Die Moxibustion an Ma 38 wird am einfachsten mit einer Moxazigarre durchgeführt. Man erwärmt den Punkt auf dem Bein der Seite, auf der auch die Schulter weh tut – also bei Schmerzen an der rechten Schulter den Ma 38 auf dem rechten Bein – für etwa zehn Minuten, bis der Hautbereich sich rötet und angenehm warm wird. Man kann das zweimal pro Tag etwa zehn Tage lang durchführen. Zeigt sich dann keine spürbare Verbesserung, sollte man sich einer anderen Methode zuwenden.

Akupressur: Hierzu drücken Sie diesen Punkt mit der Fingerkuppe für etwa 15 Sekunden fest in die Haut, lassen dann locker und wiederholen diesen Vorgang bis zu fünfmal.

Elektroakupunkturgerät: Man behandelt den Punkt etwa für eine Minute in einer gerade noch erträglichen Stärke und wiederholt dies innerhalb von zehn Minuten. Auf die gleiche Art kann man am selben Tag nochmals eine Anwendung durchführen. Danach genügt pro Tag eine Behandlung für etwa eine Minute.

Schröpfmassage der Schulter: Hierdurch lässt sich die Energetik des Schultergelenks verbessern. Ein möglichst kleiner Schröpfkopf mit Gummiballon wird oben am Schultergelenk angesetzt. Mit sanften Bewegungen wird die Schröpfkugel dann nach vorn und nach hinten gezogen. Das wird einige Male wiederholt, bis die Haut eine Rötung aufweist. Das kann auch schon mal zehn Minuten dauern. Zuletzt wird der Schröpfkopf noch einige Male vom oberen Schulteranteil seitlich über den Oberarm etwa bis zu seiner Mitte heruntergezogen.

Fassen Sie bei allen Schröpfmassagen die Schröpfkugel immer unten am Glas- oder Plastikteil an, nicht am Gummiballon. Dann können Sie die Massagen leichter durchführen, ohne dass ständig die Schröpfkugel wieder neu befestigt werden muss. Die Schröpfmassage wird etwa zehn Minuten lang durchgeführt, eine Behandlung am Tag reicht aus.

Ellbogenschmerzen

Schmerzen am Ellbogengelenk können mit einem so genannten Tennisellbogen einhergehen. Vom Tennisellbogen spricht der Mediziner, wenn die daumenwärts gelegene Seite betroffen ist. Dazu müssen Sie den Arm ausstrecken und die Handinnenfläche nach oben halten, nur dann stimmt diese Angabe. Der Mediziner spricht von der Radialseite des Ellbogens. Hier befindet sich ein Knochen, der Radius – das ist die Speiche im Unterarm. Die Seite, die bei der oben beschriebenen Handhaltung in Richtung des kleinen Fingers liegt, ist die Ulnarseite. Hier befindet sich ein

Knochen namens Ulna, das ist die Elle im Unterarm. Die orthopädische Abklärung von Beschwerden am Ellbogen ist sinnvoll und ratsam.

Moxibustionen am Ellbogengelenk können mehrmals täglich durchgeführt werden. Man nutzt hierzu die folgenden Punkte:

Dickdarm 11: Auf der Radialseite ist am besten der Punkt Di 11 geeignet. Diesen kann man bei Ellbogenschmerzen gut mit dem Moxarad behandeln. Dazu werden bis zu fünf kleine Moxen in das Rad gesteckt und entzündet. Das Rad wird auf dem Ellbogen aufgesetzt und für ca. zehn Minuten dort belassen. Man kann die Behandlung am Anfang zweimal täglich wiederholen.

- Die Aktivierung von Di 1 verbessert zusätzlich das Immunsystem.

Herz 3: Auf der Ulnarseite ist der Punkt He 3 am besten für die Moxibustion geeignet. Er befindet sich auf der gegenüberliegenden Seite von Di 11, ebenfalls am Ende der Ellbeugefalte. An dieser Stelle ist der Einsatz einer Moxazigarre besser geeignet. Diese wird für einige Minuten immer wieder in die Nähe des Punktes gebracht, immer so lange, bis eine angenehme Wärme verspürt wird. Wenn nach einigen Minuten die Stelle gerötet ist und die Wärme noch gerade gut zu ertragen ist, dann kann man die Moxibustion beenden. Diese Behandlung kann man bis zum Abklingen der Beschwerden täglich wiederholen.

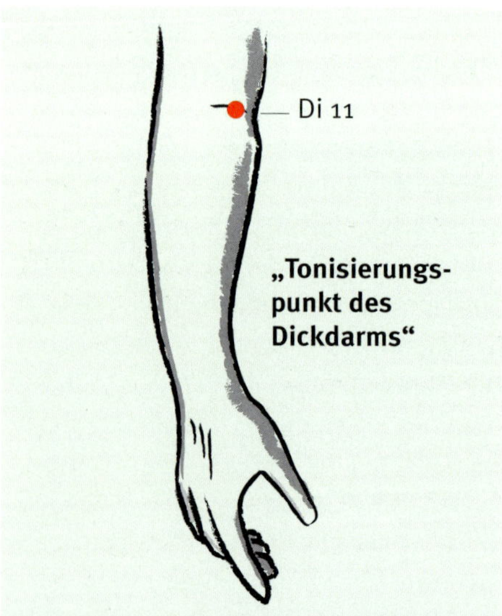

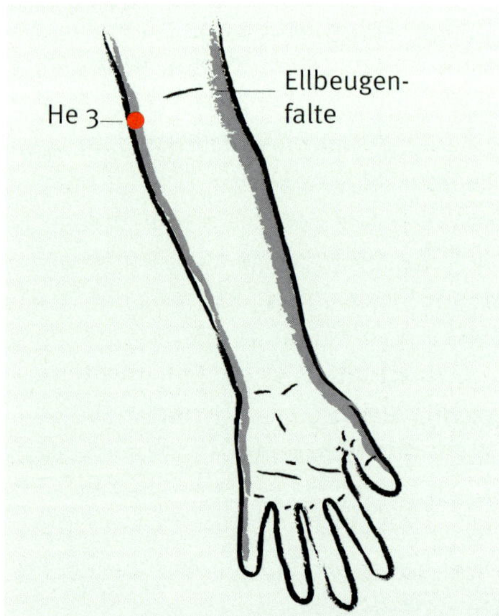

Handgelenkschmerzen

Das Handgelenk besteht aus den Handwurzelknochen, den beiden Unterarmknochen Elle und Speiche sowie einer Vielzahl weiterer Strukturen, denn hier verlaufen auch Nerven, Muskeln und Sehnen. Jede Struktur davon kann erkranken und Symptome verursachen. Eine gute Abklärung der Beschwerden ist daher wichtig. Zusätzlich zu der fachspezifischen Behandlung können Sie darüber hinaus einiges an der Energetik dieser Region verbessern.

Selbstmassage: Den Daumen der anderen Hand auf die Mitte der Handinnenfläche setzen und von dort kräftig fünf bis zehn Zentimeter in Richtung Unterarm streichen. Das führt beispielsweise beim Karpaltunnelsyndrom oft zu erstaunlichen Erfolgen.

Moxa-Anwendung: Zur Verbesserung der Energetik kann man am Handgelenk auch die Moxatherapie durchführen. Hierzu wird eine Moxazigarre in der Beugefalte des Handgelenks von rechts nach links geführt, bis man eine angenehme Wärme verspürt und die behandelte Region rot wird. Auch hier ist darauf zu achten, dass die Moxibustion bei Hitzezeichen nicht angewendet werden darf. Bei gutem Ansprechen kann man die Therapie für etwa zwei Wochen täglich durchführen. Das ergänzt auch gut die Behandlung durch einen Therapeuten.

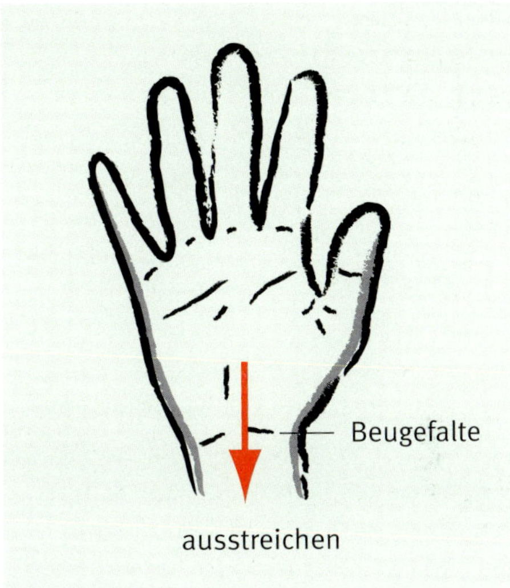

Hüftschmerzen

Hüftschmerzen sind für viele, besonders auch ältere Menschen eine sehr unangenehme Angelegenheit. Der Hüftknochen besteht aus drei zusammengewachsenen Knochen, dem Hüftbein, dem Darmbein und dem Schambein. Gelenkige Verbindungen hat der Hüftknochen nach hinten zum Kreuzbein der Wirbelsäule hin sowie nach unten zum Oberschenkelknochen. Zahlreiche Muskeln, Sehnen und Bänder in dieser Region ermöglichen die Bewegungsfunktion der Hüfte.

- Bei Hüftschmerzen sollte man sich bei einem Orthopäden zunächst die Hilfe holen, die schulmedizinisch möglich ist.

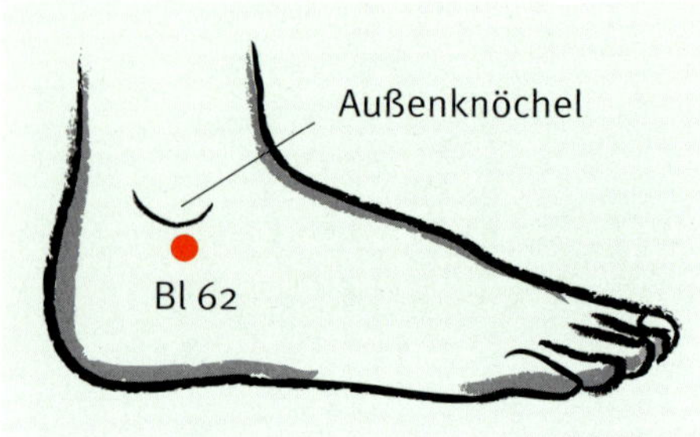

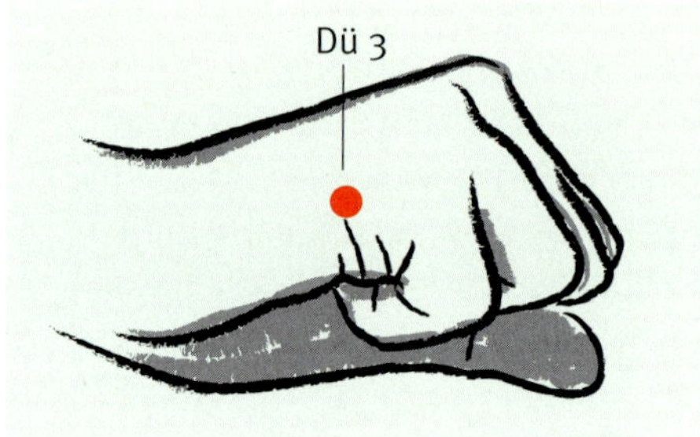

Wenn hierbei alle Möglichkeiten ausgeschöpft sind, kann man zum Teil doch noch durch Selbstbehandlung einige Verbesserungen erzielen – die Schmerzen lassen sich manches Mal vermindern und die Funktion verbessern.

Die Strukturen der Hüfte sind zum Teil sehr erfolgreich mit Akupunktur oder auch mit Injektionen an Akupunkturpunkten zu behandeln. Bewegungstherapie durch Krankengymnastik, Massagen sowie Einreibungen sind ebenfalls gute Möglichkeiten, die Beschwerden an der Hüfte zu vermindern. Genaue Untersuchungen und gezielte Behandlungen werden von vielen Therapeuten angeboten. Insbesondere der Hüftmuskel (Iliopsoas) kann bei Verspannungen viele verschiedene Krankheitserscheinungen hervorrufen, von Bauchschmerzen über Rückenschmerzen bis hin zu Krämpfen. Mithilfe der Akupunktur des Punktes Blase 62 kann dieser Muskel gut entspannt werden. Diese Technik wird von Akupunkturtherapeuten angeboten.

Bei der Selbstbehandlung verbessert Moxibustion an den Punkten Blase 62 und Dünndarm 3 Funktion und Beweglichkeit der Hüfte.

Moxa-Anwendung an Blase 62 und Dünndarm 3: Erwärmen Sie den Punkt Bl 62 etwa zehn Minuten lang, bis Sie eine angenehme Wärme verspüren oder bis die Region unter dem Außenknöchel gerötet ist. In Ergänzung zu Bl 62 ist die Moxa-Anwendung am Punkt Dünndarm 3 an der äußeren Handkante hilfreich. Auch dieser Punkt wird etwa zehn Minuten lang gemoxt. Mitunter reicht es auch, wenn diese Punkte auf beiden Körperseiten zusammen etwa 20 Minuten stimuliert werden, also pro Punkt fünf Minuten lang.

Beide Punkte gemeinsam schließen eine außerordentliche Leitbahn auf. Das kann sehr viel Reserveenergie im Körper freisetzen und daher auch sehr erfolgreich sein (siehe Seite 13). Allerdings sollte man die Therapie unterbrechen, wenn man sich nach der Behandlung sehr müde fühlt – das ist ein Hinweis darauf, dass durch die Bereitstellung von Reserveenergie für die Hüfte dann an anderen Stellen des Körpers Energie fehlt. Man rät im Allgemeinen dazu, die außerordentlichen Leitbahnen nur höchstens einmal in der Woche zu behandeln, bei sehr geschwächten Menschen auch seltener.

- Die Moxibustion an diesen beiden Punkten kann auch bei Rückenschmerzen helfen, die in der oberen oder in der unteren Rückenregion auftreten.

Moxa-Anwendung an der Reflexzone auf der Hand: Manche Hüftprobleme resultieren aus Problemen an der Kreuzbein-Darmbein-Fuge. In diesen Fällen ist oft die Moxa-Anwendung an der Reflexzone der Hand wirksam. Das Konzept der Projektionsflächen von Organen an der Hand wird beispielsweise bei der koreanischen Handakupunktur Koryo Sooji Chim (siehe Seite 16) angewendet. Die Reflexzone der Hüfte befindet sich auf dem Handrücken zwischen dem Grundgelenk des kleinen Fingers und der Mitte der Handgelenksbeugefalte. Diese über den Handrücken verlaufende Fläche kann mit einer Moxazigarre erwärmt werden. Man sollte sich für die gesamte Region etwa zehn Minuten Zeit lassen. Die Behandlung kann einmal täglich durchgeführt werden.

Akupressur an der Reflexzone am Ohr: Auch am Ohr werden Projektionsflächen genutzt (siehe Seite 15). Hier kann man mit dem Fingernagel an der Reflexstelle für die Hüfte oftmals die Hüftschmerzen vermindern. Die Stelle befindet sich im oberen Teil der Ohrmuschel. Die richtige Region können Sie daran erkennen, dass an dieser Stelle beim Abtasten eine höhere Schmerzempfindlichkeit besteht. Drücken Sie an dieser Stelle etwa 30 Sekunden bis zwei Minuten lang fest mit dem Fingernagel. Wiederholen Sie dieses Vorgehen bei Bedarf bis zu etwa dreimal am Tag.

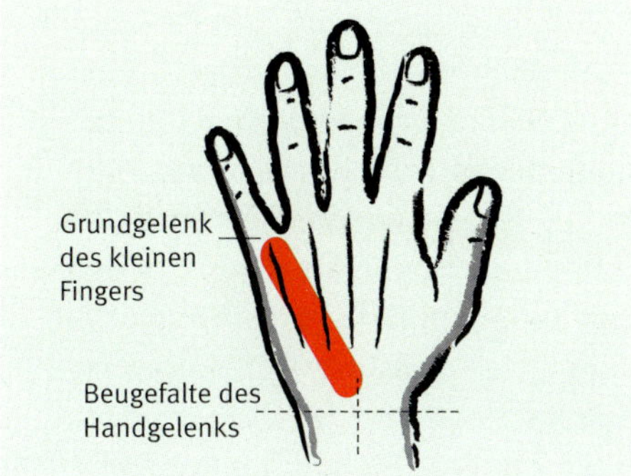

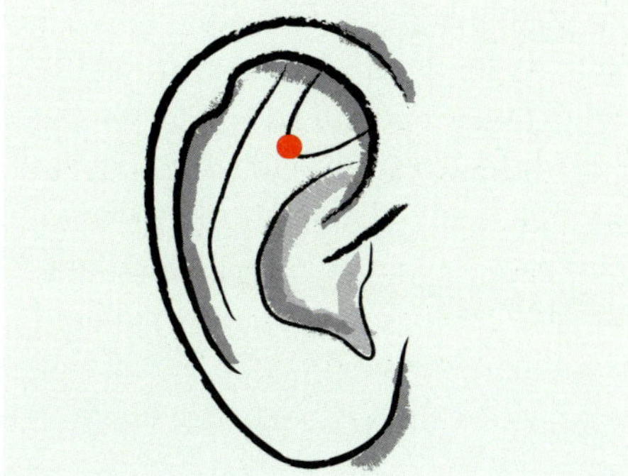

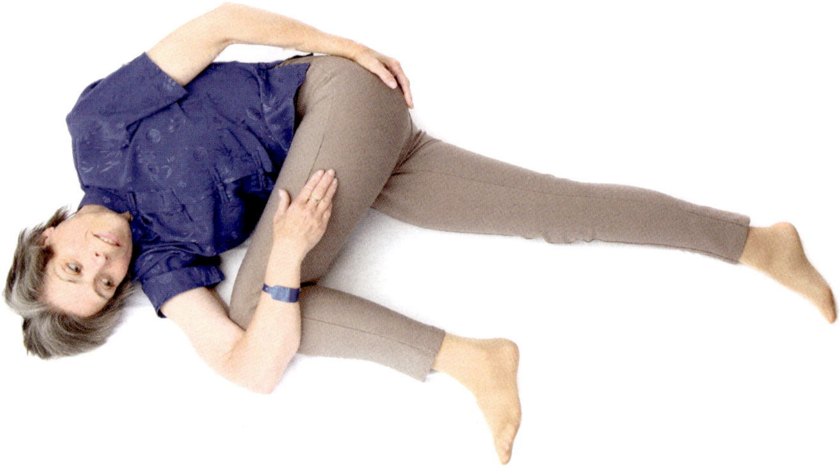

Auch das Aufkleben von Magnetkügelchen mit Pflastern auf diese Stelle kann Linderung der Schmerzen ermöglichen. Die Magnetpflaster sollen mindestens zwei Stunden auf den Akupunkturpunkt einwirken. Maximal kann ein Magnetkügelchenpflaster bis zu zehn Tage belassen werden, vorausgesetzt, dass an dieser Hautstelle keine entzündlichen Reaktionen auftreten. Bei Hitze, Rötung, Schwellung oder Schmerzen muss das Pflaster entfernt werden. Ein neues Magnetkügelchenpflaster sollte man erst dann wieder aufkleben, wenn die Stimulationsstelle ganz reizfrei ist und auch keine Rötung aufweist.

Gymnastik: Hüftgelenksblockaden zwischen dem Hüftbein und dem Kreuzbein können durch die folgende einfache Übung gelöst werden. Dazu legen Sie sich seitlich auf eine Unterlage, die schmerzhafte Seite liegt oben. Das untere Bein wird ausgestreckt, das obere Bein angewinkelt und nach vorn vor der Hüfte auf der Unterlage abgelegt. Der Oberkörper wird nun fast in Rückenlage gedreht und die unten liegende Schulter in Richtung des angewinkelten Knies bewegt. Dadurch entsteht am Rücken eine Spannung, durch die die Strukturen im Hüftgelenk gedehnt werden, und es kommt zu einer Entlastung. Machen Sie diese Übung nur so weit, wie sie schmerzlos möglich ist. Physiotherapeuten können Ihnen dazu Anleitung geben und Ihnen behilflich sein.

Kniegelenkschmerzen

Kniegelenkschmerzen sind ein oft sehr quälendes Übel. Die medizinischen Ursachen und die Möglichkeiten zur Behandlung sollten rechtzeitig in Erfahrung gebracht werden, um unnötigen Verschleiß an diesem Gelenk zu vermeiden. Auch am Aufbau des Kniegelenks sind viele Strukturen beteiligt, von Knochen und Knorpel über Bänder, Muskeln und Sehnen. Der Rat eines

Fachspezialisten kann hier schon einige Verbesserung der Funktion ermöglichen. Manchmal befinden sich an diesem komplizierten Gelenk die Faktoren Belastbarkeit und Belastung in einem deutlichen Missverhältnis. In diesem Fall kann häufig schon eine Gewichtsreduktion hilfreich sein.

Breuer'scher Knie-Igel: Für die Stimulation dieser kniegelenksnahen Punkte kann man Moxibustion, Druckkügelchenpflaster oder Magnetkügelchen anwenden. Die Punkte liegen um die Kniescheibe herum, weitere Punkte befinden sich am inneren und äußeren Gelenkrand. Nur drei der Kniepunkte

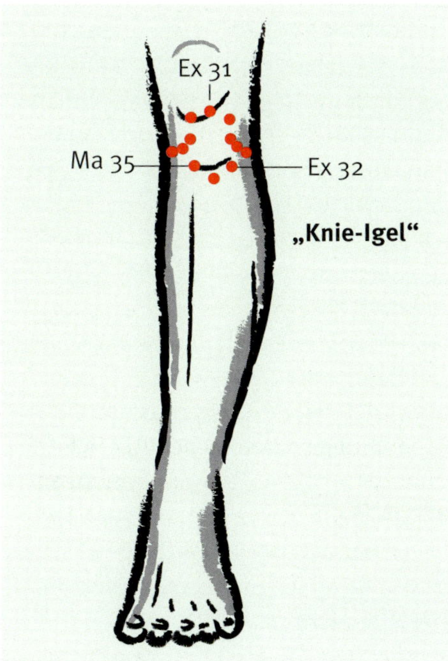

sind Akupunkturpunkte – die Punkte Extra 31 und 32 sowie der Punkt Magen 35.

- Punkte mit der Bezeichnung Extra sind Akupunkturpunkte, die nicht zu dem System der Leitbahnen gehören und erst später entdeckt wurden.

Erwärmen Sie mit der Moxazigarre die gesamte Region rund um die Kniescheibe für etwa zehn Minuten, bis Sie eine angenehme Wärme verspüren oder sich eine deutliche Hautrötung einstellt. Sie können diese Behandlung täglich wiederholen, später dann etwa ein- bis zweimal pro Woche. Wenn weiterhin eine Besserung zu beobachten ist, genügt eine Behandlung pro Monat.

Schmerzen des Sprunggelenks und der Ferse

Sprunggelenks- und Fersenschmerzen treten bei Überbelastung des Gelenks oder auch bei Fersensporn auf. Zum Teil liegen hier auch schon Verschleißerscheinungen in den Fußgelenken oder den Sehnen unter dem Fuß vor. Orthopädische Behandlung kann einige Entlastung und Hilfe bringen. Manchmal genügt es, Einlagen zu tragen, an denen für die schmerzhafte Stelle eine Lücke gelassen wird, um so die betroffene Region zu entlasten. Auch Bestrahlungen, Spritzen und Medikamente können im Einzelfall sinnvoll sein.

Ein guter Therapeut wird auch ihrem Rücken Beachtung schenken, denn zum Teil sind für Fersenschmerzen auch Fehlstellungen im unteren Rücken verantwortlich.

Moxa-Anwendung: Hierfür werden vier Akupunkturpunkte genutzt, deren Stimulation die Schmerzen lindern helfen – Niere 3 hinter dem Innenknöchel, Niere 6 unter dem Innenknöchel, Blase 60 hinter dem Außenknöchel und Blase 62 unter dem Außenknöchel. Bei der Moxibustion mit der Zigarre wird einmal täglich jeder Punkt etwa für zehn Minuten stimuliert. Diese Punkte können Sie außer mit Moxibustion auch mit Druckkügelchenpflastern oder mit

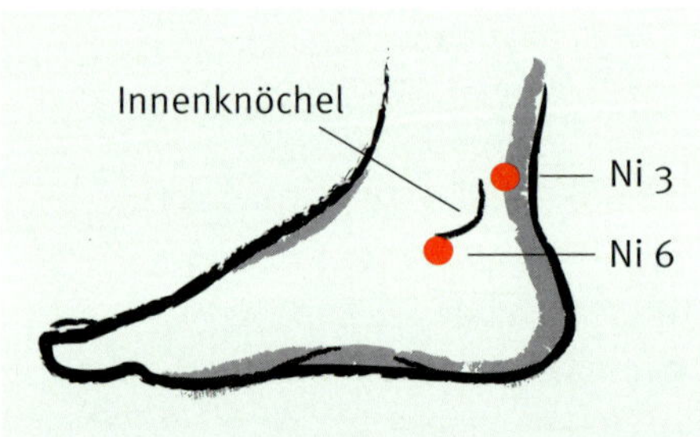

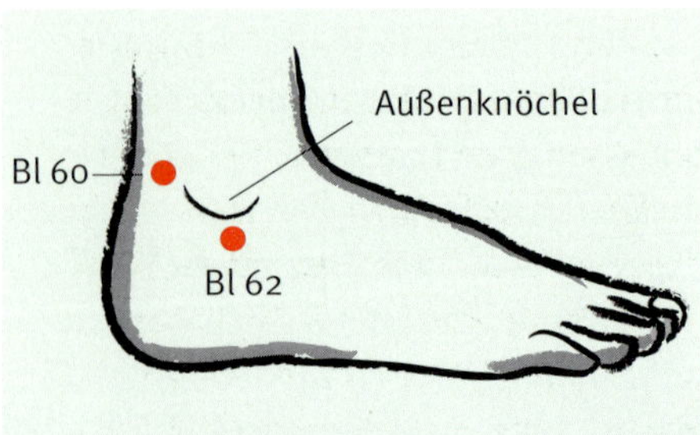

Magnetkügelchen behandeln – siehe Seite 43. Die Pflaster werden auf den Punkt geklebt und dort für mindestens zwei Stunden bis zu maximal zehn Tage belassen, wenn die Klebestellen reizfrei sind und keine Zeichen von Entzündung aufweisen. Entzündungszeichen sind Hitze, Rötung, Schwellung und Schmerzen.

Ergänzende Maßnahmen bei allen Gelenkschmerzen

Präparate: Heilpflanzenpräparate mit Teufelskrallenextrakt sowie zusätzlich Vitamin E und C verbessern sehr gut die Gelenkfunktionen. Wir machen die besten Erfahrungen mit dem Teufelskrallenpräparat Flexi-loges sowie Anabol-loges, einem Stoffwechselaktivator auf Vitamin-E-Basis. Die Mittel enthalten natürliche Stoffe, die dem Körper schnell für seine Funktionen zur Verfügung stehen. Dennoch muss die Einnahme über einen längeren Zeitraum erfolgen, wir empfehlen ein halbes Jahr. Diese Mittel können auch jahrelang eingenommen werden, ohne dass sie schädliche Nebenwirkungen haben. Sie sind frei verkäuflich und in jeder Apotheke zu erwerben, jedoch nicht ganz billig. Vitamin C wird als Injektion direkt in die Blutbahn verabreicht, damit können bei Gelenkschmerzen die besten Erfolge erzielt werden. Bei den meisten meiner Patienten führen die genannten Mittel zu positiven Effekten bei ihren Gelenk-

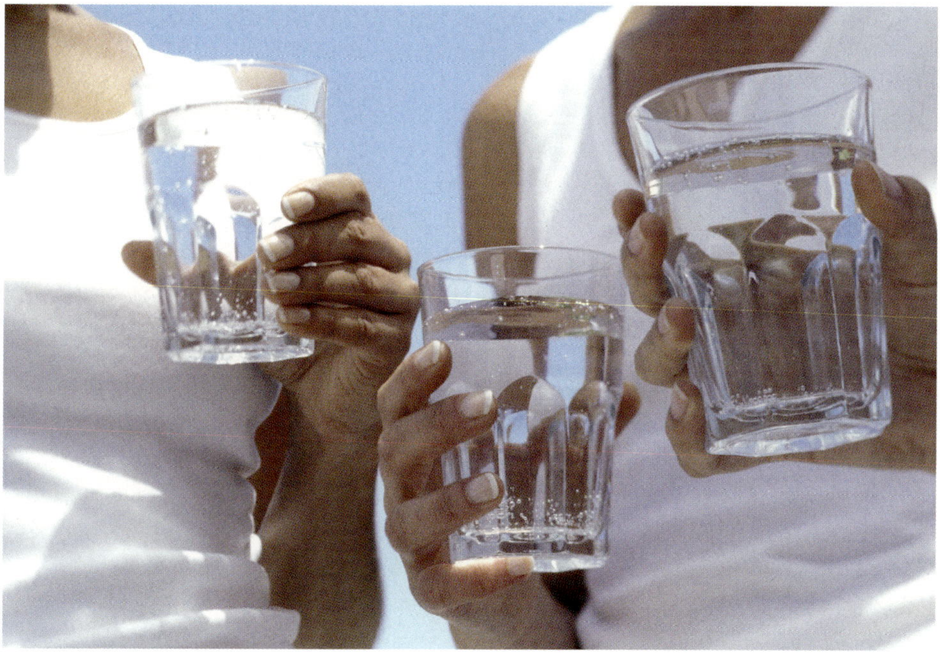

Viel trinken stärkt das Holzelement und beugt Gelenkschmerzen vor.

schmerzen und sie kaufen sich diese Mittel gern immer wieder.

Bei Problemen im Bewegungssystem mit entzündlichem oder rheumatischem Charakter bewährt sich das pflanzliche Enzympräparat Regazym plus (Fa. Syxyl): dreimal täglich zwei Tabletten einnehmen, immer eine halbe Stunde vor den Mahlzeiten.

Ernährung: In der Traditionellen Chinesischen Medizin werden die Gelenkfunktionen dem Element des Holzes zugeordnet.

- Gelenkverschleiß wird als Schwäche im Holzelement angesehen.

Holz zu stärken ist auch mithilfe der Ernährung möglich. Nach der TCM sind alle säurehaltigen Lebensmittel empfehlenswert, beispielsweise Obst und alle grünen Gemüsesorten. Fleisch sollte vermieden oder nur in geringen Mengen konsumiert werden. Alle künstlichen Süßstoffe sind unbedingt zu vermeiden, da sie erfahrungsgemäß Gelenkprobleme verstärken können. Viel Wasser zu trinken stärkt das geschwächte Holzelement ebenfalls.

Hauterkrankungen

Bei krankhaften Hauterscheinungen kann die Haut als Gewebe sowohl ursächlich betroffen sein, beispielsweise beim Hautpilz, oder aber auch Schauplatz von anderen Erkrankungen sein, beispielsweise, wenn es aufgrund von Allergien zu Hautausschlägen kommt. Manche Hautkrankheiten manifestieren sich auch an anderen Organen; so können beispielweise bei Schuppenflechte auch die Gelenke befallen werden.

Ursachen

Psychische Faktoren: Die Haut gilt als Spiegel der Seele, daher ist es immer wichtig, die psychischen Voraussetzungen zu optimieren und dafür zu sorgen, dass man sich wohl fühlen kann in seiner Haut. Emotionale Faktoren, beispielsweise Trauer, haben großen Einfluss auf die Beschaffenheit der Haut. Trauer gehört zum Metallelement, und hier sind die Aspekte Trennung und Loslassen von Bedeutung. Trauer ist nicht nur ein Thema beim Verlust eines geliebten Menschen, sondern auch, wenn sich Lebensumstände so geändert haben und man sich in einer neuen Umgebung nicht wohlfühlt und deshalb der Vergangenheit hinterher trauert. So habe ich einmal erlebt, dass sich eine Italienerin, die schon lange Zeit in Deutschland lebte, immer noch nicht damit abfinden konnte, dass sie ihre Heimat verlassen hatte. Sie litt unter hartnäckigen, immer wieder auftretenden Lungenproblemen mit ständigen Erkältungen, die nur sehr schwer zu therapieren waren. Auch ihre Haut wurde immer unreiner. Erst, als sie sich die Zusammenhänge klarmachen und sich mit der neuen Heimat besser arrangieren konnte, waren alle diese Symptome schnell verschwunden.

Mangelnde Entsorgung von Giften: Die Haut ist ein Ausscheidungsorgan, über welches der Körper sich vieler Schadstoffe entledigen kann. Deshalb ist es wichtig, dafür zu sorgen, dass zunächst auch alle anderen Ausscheidungsorgane im Körper gut funktionieren. Die Funktion des Darmes sollte reguliert, Leber und Galle geschont und die Ausscheidungen über die Niere und die Harnblase ermöglicht werden.

- Viel zu trinken hilft bei der Entgiftung.

Geschädigte Darmflora: Oft erleben wir es, dass Hautkrankheiten bis hin zur Neurodermitis dann auftreten, wenn in der Vorgeschichte Antibiotika benötigt wurden. Diese Medikamente schädigen als Nebenwirkung die Darmflora. Wenn diese durch so genannte Probiotika wieder aufgebaut werden kann, dann verbessert sich meist auch der Zustand der Haut. Hierzu lassen wir gern eine Darmsymbiontenanalyse in einem Speziallabor erstellen, mit der festgestellt werden kann, welche Keime im Darm fehlen und wieder zugeführt werden müssen. Der Darm muss mit einer großen Menge der „richtigen" Keime besiedelt sein, um seine Aufgaben bei der Nahrungsverdauung zu erfüllen. Der Darm funktioniert dabei ähnlich wie ein Komposthaufen. Auch dort werden die Abfälle durch Mikroben zerkleinert. Das geschieht durch Fäulnisprozesse. Auch in unserem Darm befinden sich solche Fäulniskeime. Damit aber nicht wirklich eine Fäulnis eintritt, sind noch eine Menge anderer Keime im Darm vorhanden, vor allen Dingen auch Säuerungsbakterien. Leider werden gerade diese durch die Verwendung von Antibiotika am schnellsten abgetötet. Wenn das Gleichgewicht der Mikroorganismen im Darm aus den Fugen geraten ist, entstehen giftige Stoffe, die der Körper wieder ausscheiden muss. Unter anderem tut er das über die Haut, die dadurch erkrankt.

Wann zum Arzt?

Da ansteckende Krankheiten Symptome auf der Haut hervorrufen können, ist ein Arztbesuch zur Abklärung ratsam, wenn die Hauterscheinungen nicht genau einzuordnen sind. Auch sollte man den Arzt aufsuchen, wenn

- eine Hauterkrankung von weiteren Krankheitszeichen begleitet wird, beispielsweise Fieber, Atemwegsbeschwerden oder Übelkeit bis zum Erbrechen,
- die Hauterkrankung unerklärlich und unangenehm ist,
- die Selbstbehandlung kein gutes Gefühl hervorruft oder erfolglos bleibt.

TCM-Methoden

Moxibustion

Blase 40: Für die Moxa-Anwendung empfiehlt sich dieser auf der Blasenleitbahn liegende Punkt. Er befindet sich mitten in der Kniekehle und gilt als „Meisterpunkt der Haut". Die Moxibustion ist an dieser Stelle am besten mit

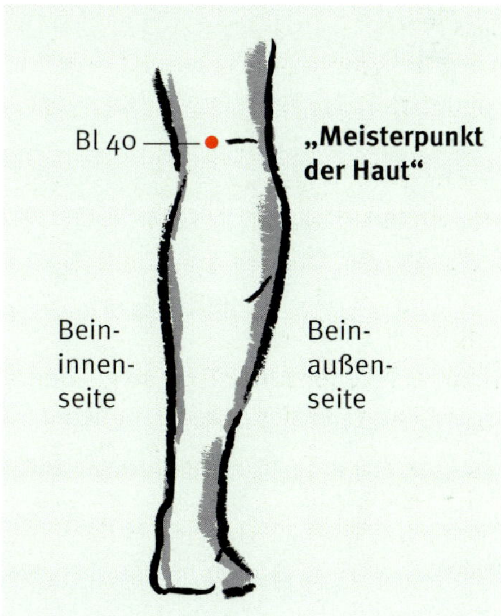

der Moxazigarre möglich oder in Bauchlage mit dem Moxarad, wenn Sie jemanden haben, der Ihnen behilflich ist. Man erwärmt den Punkt etwa zehn Minuten lang ein- bis zweimal täglich. Nach etwa einer Woche sollten die Anwendungen auf zwei- bis dreimal pro Woche reduziert werden. Erzielt man weiterhin Verbesserungen, kann man auf einmal im Monat reduzieren, wenn sich nichts mehr tut, sollte man die Anwendungen beenden.

Dickdarm 11: Moxibustion des Tonisierungspunktes des Dickdarmes Di 11 bewirkt eine Verbesserung des Immunsystems. Dieser Punkt befindet sich am Ende der Ellbeugefalte am Arm auf der Seite des Daumens. Er spricht meist sehr gut auf Moxa an und schützt nach einigen Anwendungen auch vor Infekten. Man erwärmt den Punkt etwa zehn Minuten lang ein- bis zweimal täglich und verfährt ansonsten wie bei Bl 40.

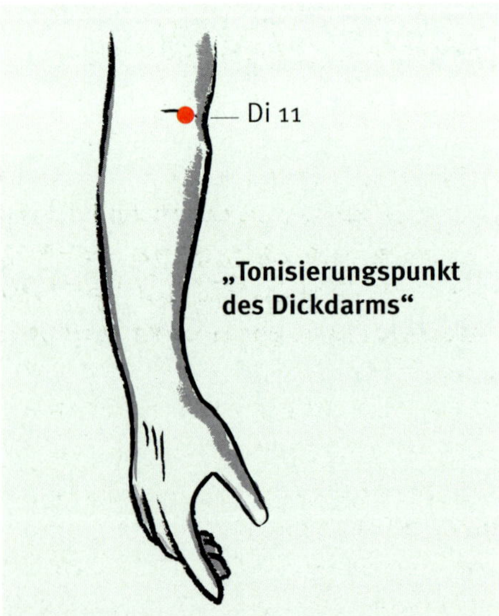

Blase 62: Dieser spezielle Entgiftungspunkt befindet sich am Bein unter dem Außenknöchel. Mit der Moxibustion an diesem Punkt wird es dem Körper ermöglicht, die Yang-Leitbahnen zu verbessern und so den Abtransport von Giften zu beschleunigen. Dazu verwendet man am besten die Moxazigarre und erwärmt den Punkt Bl 62 für insgesamt etwa zehn Minuten. Man öffnet mit der Stimulation dieses Akupunkturpunkts eine der außerordentlichen Leitbahnen, den Yang-Qiao-Mei, das Beschleunigungsgefäß des Yang (siehe auch Seite 14). Dadurch werden alle Ausscheidungsfunktionen im Körper aktiviert, was insbesondere den Hautfunktionen zugute kommt. Man wiederholt die Behandlung ein- bis zweimal täglich. Nach einer Woche wird auf zwei- bis dreimal pro Woche reduziert, nach einiger Zeit auf einmal im Monat, sofern sich weiterhin Verbesserungen zeigen.

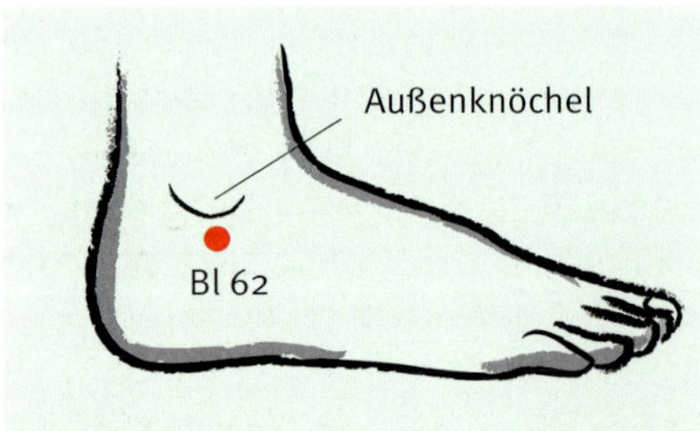

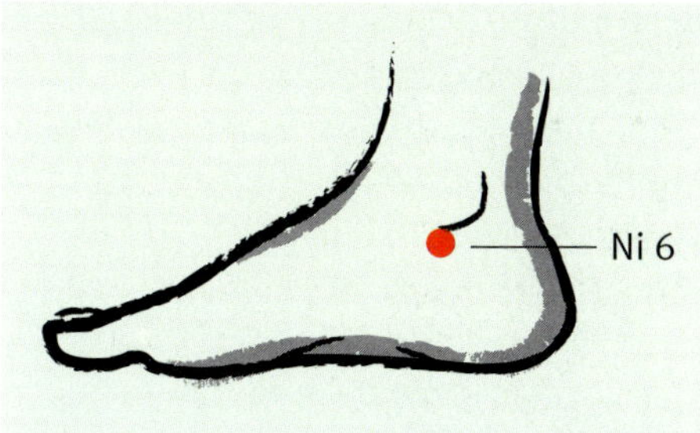

Niere 6: Die Kombination von Bl 62 mit dem korrespondierenden Punkt der Yin-Leitbahn unter dem Innenknöchel Ni 6 bewirkt einen guten Yin-Yang-Ausgleich. Das verbessert neben der Hautfunktion auch noch den Schlaf und wirkt allgemein beruhigend. Diesen Punkt erwärmt man am besten mit der Moxazigarre für etwa zehn Minuten ein- bis zweimal täglich und verfährt ansonsten wie bei Bl 40.

- Die Moxibustion ist nicht angebracht, wenn Hitzezeichen vorliegen, beispielsweise bei Sonnenbrand und anderen Hautrötungen sowie Hitzeempfindungen auf der Haut.

Akupressur

Lunge 7 und Dickdarm 4: In der TCM gilt die Haut als Abgrenzungsorgan. Dafür ist das Metallelement mit den Leitbahnen Lunge und Dickdarm zuständig. Man kann durch Akupressur an zwei Punkten dieser Leitbahnen die Funktion untereinander gut ausgleichen. Man nutzt dazu die Punkte Dick-

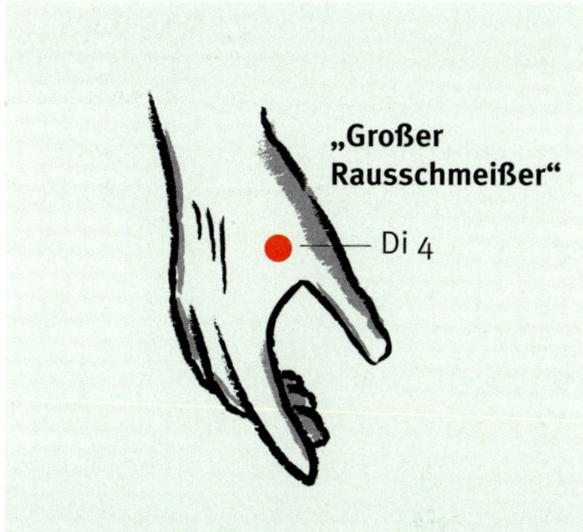

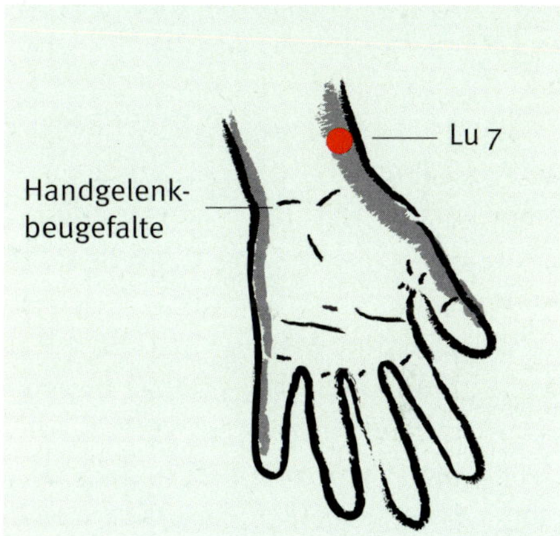

darm 4 und Lunge 7 auf beiden Unterarmen. Di 4 befindet in der Schwimmhaut zwischen Daumen und Zeigefinger, Lu 7 auf der Daumenseite des Unterarmes, etwa zwei Daumenbreiten vom Handgelenk entfernt. Diese Punkte können mit dem Daumen und dem Zeigefinger der anderen Hand gedrückt werden. Di 4 gilt in der Akupunkturlehre als der „große Rausschmeißer“, seine Aktivierung bewirkt eine Entlastung des

Organismus von allen nicht mehr gebrauchten Stoffen, die ansonsten auch die Haut belasten könnten. Man kann diese Therapie gut mit Ohrakupunktur ergänzen.

Ergänzende Maßnahmen

Allergieauslöser vermeiden: Ausschläge auf der Haut sind mitunter auch Zeichen für eine Allergie. In diesem Fall ist es wichtig, herauszufinden, auf welche Stoffe man allergisch reagiert und diese zu vermeiden.

Präparate: Besonders bei Hauterscheinungen, die mit Nahrungsmittelunverträglichkeiten zusammenhängen und von Magen- und Darmbeschwerden begleitet werden, bewähren sich immer wieder die komplexhomöopathischen Präparate Allergolact/Syxyl und allergologes/Dr. Loges. Allergolact stärkt die Darmschleimhaut, verhindert die Aufnahme von unverträglichen Stoffen und schützt den Körper vor oxidativer Schädigung. Das Mittel wird vor dem Essen mit etwas Wasser eingenommen, zwei- bis dreimal täglich zwei Tabletten. Von Allergo-loges nimmt man im akuten Fall täglich bis zu zehn Tropfen pro Stunde, maximal zwölfmal am Tag. Bei chronischen Beschwerden genügen dreimal täglich fünf bis zehn Tropfen.

Entgiftung: Eine Fastenkur für etwa sechs Wochen ein- bis zweimal im Jahr kann ebenso zu einer Entgiftung des Körpers beitragen wie ein zeitweiliger Verzicht auf tierisches Eiweiß. Fastenkuren sollten Sie nach Möglichkeit unter Anleitung und in einer Gruppe durchführen. Wenn Sie komplett fasten möchten, dann sollte zunächst nur eine Woche angestrebt werden. Achten Sie auf genügende Trinkmengen von mindestens zwei Litern Wasser am Tag. Saftfasten erlaubt dazu noch den Verzehr von naturbelassenen Obst- und Gemüsesäften. Fasten, das länger als eine Woche durchgeführt wird, sollte ärztlich begleitet werden. In diesem Fall gibt eine Blutanalyse darüber Aufschluss, ob das Fasten noch gesundheitsförderlich ist oder ob weiteres Fasten schon schädlich wirkt.

- Bei Übergewicht sind Fastenkuren nicht geeignet, da zwar anfänglich Gewicht reduziert wird, aber der Jojo-Effekt das Abnehmen und auch das Gewicht halten danach erschwert.

Ein Verzicht auf tierisches Eiweiß für eine gewisse Zeit ist eine gute Alternative zu radikaleren Kuren und ebenfalls eine sehr wirksame Form der Entgiftung. Während dieser Zeit ernährt man sich ausschließlich von pflanzlichen Nahrungsmitteln wie Obst und Gemüse und verzichtet auf Fleisch, Eier und Milch sowie den daraus hergestellten Produkten. Sahne in kleinen Mengen ist erlaubt, weil hier der Fettanteil überwiegt.

Vermeidung von Giften: In der TCM werden die Haut und die Schleimhäute der Funktion der Lungen und der Dickdarmleitbahn zugeordnet. Alle Gifte, die diese Organe und Funktionskreise schädigen, sind daher zu minimieren. Rauchen und unsaubere Luft lässt die Haut schneller erkranken, ebenso eine schlechte Verdauung. Vermeiden Sie, wenn es sich einrichten lässt, längeren Aufenthalt an Orten mit hoher Luftverschmutzung (Autoabgase, Industrieanlagen). Bewegen Sie sich viel in waldreicher Umgebung oder in Naherholungsgebieten, in denen die Luft nicht so belastet ist. Viel Trinken unterstützt die Giftausleitung.

Verbesserung der Darmflora: Wird das Mikrobengleichgewicht im Darm wiederhergestellt, so hilft das auch der Haut bei ihrer Funktion. Wir verwenden als Nahrungsergänzung die Präparate Bio-Cult comp. oder ProBio-Cult lactosefrei. Letzteres enthält keinen Milchzucker, was bei den Patienten von Vorteil ist, die auf Milch mit Unverträglichkeiten reagieren, zum Teil sogar ohne es zu wissen. Die genannten Präparate gibt es rezeptfrei in jeder Apotheke. Die Einnahme erfolgt nach den Packungshinweisen.

Ernährung: Verzichten Sie bei Hautproblemen unbedingt auf solche Kohlenhydrate, die schnell verstoffwechselt werden. Das sind beispielsweise alle zucker- und weißmehlhaltigen Nahrungsmittel. Die Empfehlung, viel Rohkost zu verzehren, mag dem ein oder anderen sehr gut bekommen, aber manche Patienten bekommen davon Blähungen und sollten es daher mit der Rohkost nicht übertreiben. Hier gilt es immer wieder auszuprobieren, welche Lebensmittel am besten für den eigenen Typ geeignet sind. Mit einer Stoffwechseltypisierung können die geeigneten Lebensmittel schnell herausgefunden werden – suchen Sie dafür nach Therapeuten, die das „Metabolic Typing" anbieten – siehe auch Seite 45. Nach einer Analyse erhalten Sie ausführliche Mappen, in denen die für Ihren Typ geeigneten Nahrungsmittel aufgelistet sind.

Psychische Stärkung: Wir verordnen mit gutem Erfolg oft das komplexhomöopathische Mittel Dystologes als Tabletten zum Lutschen oder als Tropfen (diese enthalten Alkohol) für die Psyche. Dieses Arzneimittel wirkt ausgleichend bei inneren Spannungen, macht aber nicht müde. Es ist rezeptfrei in jeder Apotheke erhältlich. Als Standarddosis werden dreimal täglich je eine Tablette bzw. zehn Tropfen eingenommen.

Heuschnupfen

Diese Frühjahrserkrankung ist für die Betroffenen eine Pein. Alle in der Umgebung erfreuen sich an der neu erblühenden Natur und genießen den Frühling, aber der Heuschnupfenpatient leidet unter tränenden Augen, triefender Nase und zum Teil auch unter Luftnot. Moderne Antiallergika lindern in der Saison zum Teil die Symptome, werden aber nicht von jedem gut vertragen und bringen auch keine ursächliche Heilung. Bei der naturheilkundlichen Behandlung steht im Vordergrund, die Allergie*bereitschaft* zu vermindern. Hier bieten Akupunktur und Homöopathie erfolgreiche Ansätze. Die Selbstbehandlung sollte nur als Ergänzung angesehen werden.

Ursachen

Allergische Reaktionen sind Fehlsteuerungen im Immunsystem. Es kämpft gegen vermeintliche Gegner mit viel zu starken Waffen und Abwehrreaktionen. Allergien kommen häufig erst dann zum Ausbruch, wenn vorher andere Belastungen ertragen werden mussten. So höre ich oft, dass nach einer antibiotischen Therapie erstmals allergische Reaktionen und Heuschnupfen auftraten. Auch Narben, die nicht gut verheilt sind, können die Ausbildung einer Allergie fördern. Wir kennen den Mechanismus dieser so genannten Störfelder noch nicht genau, aber immer wieder bestätigen sich unsere Beobachtungen, dass Narben und neue Allergien in zeitlichem Zusammenhang stehen.

- Denken Sie auch bei Tatoos oder Piercings an die Gefahr einer Störfeldentwicklung, die Einfluss auf das Immunsystem nehmen kann.

Wann zum Arzt?

Heuschnupfen kann mit leichten, wenn auch unangenehmen Symptomen verlaufen. Im Extremfall kann sich aber auch Asthma mit Atemnot entwickeln. Suchen Sie ärztliche Hilfe, wenn Sie unter Luftnot leiden oder wenn sich Ihre Atemwege verkrampfen. Auch wenn Sie durch die Heuschnupfensymptome so belastet sind, dass Sie Ihre Alltagsaufgaben nicht mehr bewältigen können, sollten Sie ärztliche Hilfe in Anspruch nehmen.

TCM-Methoden

Dünndarm 3: Mit der Moxatherapie lassen sich die krampfartigen Atembeschwerden lindern. Dafür wird der Punkt Dünndarm 3 an der seitlichen Handkante mit der Moxazigarre erwärmt. Pro Hand wird der Punkt etwa zehn Minuten erwärmt.

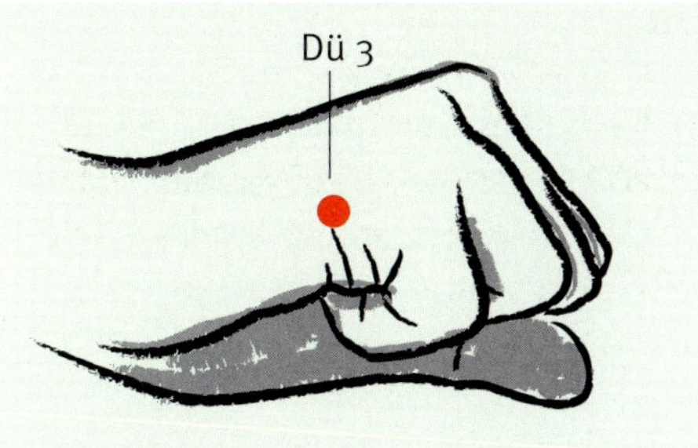

Die Symptome einer triefenden und juckenden Nase kann man folgendermaßen lindern:

Yintrang: Dieser Punkt liegt zwischen den Augenbrauen über der Nasenwurzel. Bei der Akupressur drückt man etwa fünf Minuten lang gleichzeitig Daumen und Zeigefinger auf diese Stelle und lässt dann wieder nach. Das kann man bis zu zehnmal täglich durchführen. Den Punkt kann man auch bis zu zehnmal täglich jeweils eine Minute lang mit Elektroakupunktur stimulieren.

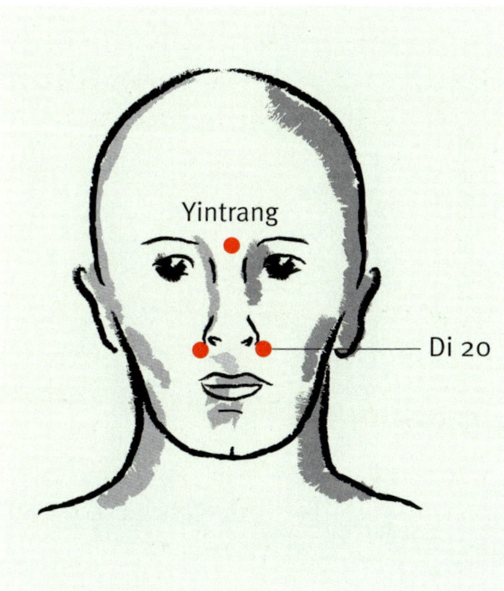

Dickdarm 20: Neben der unteren Nasenflügelrundung liegt der Punkt Dickdarm 20. Auch er kann mit Akupressur oder Elektroakupunktur behandelt werden. Die Akupressur führt man mit einer Fingerkuppe aus oder drückt mit dem Fingernagel auf diesen Punkt.

In Kombination können Yingtrang und Di 20 auf beiden Seiten täglich ca. zehnmal stimuliert werden.

Auch die Schröpfmassage auf dem Rücken (siehe Seite 105) und die Klopfmassage an dem Punkt Kg 17 (siehe Seite 61) helfen mittelfristig, die energetische Situation der Atemwege zu verbessern und auch den Heuschnupfen zu lindern.

Ergänzende Maßnahmen

Allergo-loges ist ein Komplexhomöopathikum, dass sich bei Heuschnupfen sehr bewährt. Man nimmt fünf bis zehn Tropfen davon ein. Im akuten Fall kann man das jede Stunde wiederholen, täglich maximal zwölfmal. Bei chronischen Beschwerden genügen dreimal täglich fünf bis zehn Tropfen.

Konzentrationsstörungen

Kinder und auch Erwachsene leiden oftmals unter Konzentrationsstörungen und empfinden das als störend und lästig. In vielen Fällen tut die chinesischen Medizin gute Dienste, auch wenn man nicht genau weiß, was genau die Ursachen für die Konzentrationsstörungen sind. Bei erfolgreicher Behandlung sind die Betroffenen und auch deren Umfeld sehr dankbar für die Hilfe.

Ursachen

Ursachen für Konzentrationsstörungen sind meistens nur sehr schwer zu finden, weil dieses Symptom so vielfältig ist. Von Schlafmangel über Mangelsituationen in der Ernährung, Ängsten und Stress bis hin zu Vergiftungen kann vieles dahinterstecken, wenn jemand sich schlecht konzentrieren kann. Auch eine verminderte Durchblutung aufgrund einer Fehlstellung der Wirbelsäule, insbesondere der Halswirbelsäule, kann die Ursache sein, denn durch die Querfortsätze der Halswirbelsäule verläuft eine Arterie, die das Gehirn mit Blut versorgt.

Wann zum Arzt?

Ziehen Sie einen Arzt hinzu, wenn Sie die Situation als bedrohlich erleben oder Sie ganz unerklärlich plötzlich sehr vergesslich und unkonzentriert werden.

TCM-Methoden

Kg 6: Mit der Moxibustion an diesem Punkt verbessert man die geistige und körperliche Leistungsfähigkeit. Man nennt den Punkt „Meer der Energie“. Er befindet sich etwa eineinhalb Daumenbreiten unter dem Bauchnabel auf der vorderen Mittellinie des Körpers. Man verwendet an dieser Stelle am besten die Moxazigarre und erwärmt den Punkt für ungefähr sechs Minuten. Es sollte eine angenehme Wärme dabei empfunden werden und der Punkt sollte mit Rötung auf diese Moxibustion reagieren. Man kann diese Behandlung jeden Tag wiederholen. Meist fühlt man sich bereits nach drei Behandlungen deutlich besser. Aufgeben kann man, wenn sich nach zehn Behandlungen noch keine Erfolge zeigen.

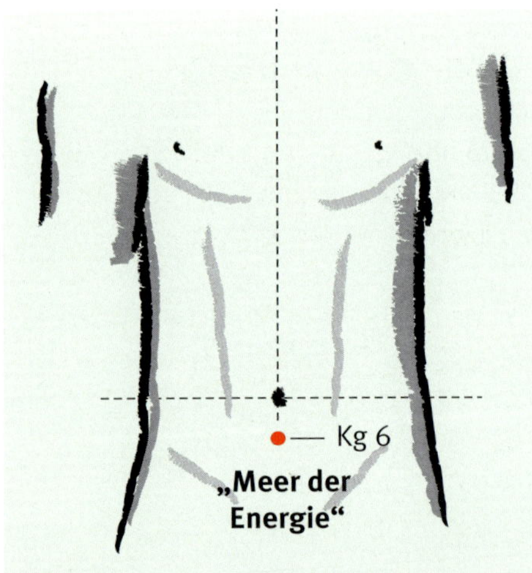

„Vier kluge Götter“: Ein Punkteprogramm auf dem Kopf mit dem Namen „vier kluge Götter“ fördert die Kopfdurchblutung und damit auch die Hirnleistung. Insbesondere bei Kindern mit Lern- und Konzentrationsschwächen machen wir gute Erfahrungen. Auch Unruhe bessert sich mit diesem Programm.

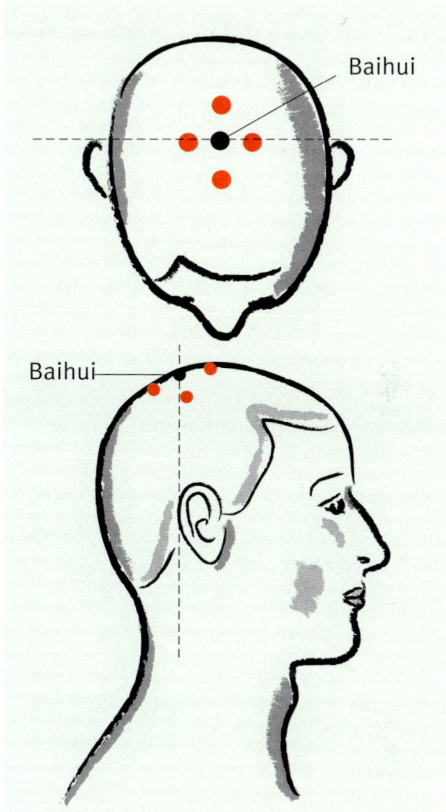

Die vier Punkte liegen um den Baihui herum. Der Baihui ist ein wichtiger Akupunkturpunkt mitten auf dem Kopf. Er befindet sich auf der Schädelmitte in der Kreuzungslinie mit der hinteren Ohrmuschelbegrenzung. Davon ausgehend sind die vier klugen Götter jeweils eine Daumenbreite nach vorn, nach hinten und zu beiden Seiten gelegen. Wenn sich an dieser Stelle keine Haare (mehr) befinden, ist auch die Moxa-Anwendung möglich. Ansonsten nutzt man eine Massagetechnik, die kleine Kinder häufig instinktiv an dieser Stelle anwenden: Kreisen Sie im Uhrzeigersinn mit einer Fingerkuppe der rechten Hand um den Baihui herum und aktivieren Sie jeden der vier klugen Götter mit Ihren massierenden Fingerkuppen.

Ergänzende Maßnahmen

- Denken Sie immer daran, ausreichend zu trinken. Mindestens zwei Liter Wasser täglich ist erstrebenswert.
- Achten Sie auf ausreichenden Schlaf und Ausgleich – falls die Zeiten der Anspannung während des Tages groß sind, muss auch genügend Zeit für die Entspannungszeiten folgen. Sie können beispielsweise an Volkshochschulen Entspannungstechniken erlernen wie das Autogene Training.
- Als Präparat hat sich das Mittel Daucus carotta der Firma Ceres bewährt, ein spezieller Extrakt der wilden Möhre. Man nimmt täglich dreimal drei Tropfen davon ein, unverdünnt oder auch in Wasser verdünnt.

Kreislaufprobleme (Schwäche, „Umkippen“)

Im Folgenden werden Situationen genannt, die zwar bedrohlich erscheinen, jedoch mit beherztem Handeln schnell überwunden werden können. Sollte das Hinzuziehen eines Arztes notwendig werden, haben Sie bis zu seinem Eintreffen schon mal die Möglichkeit, helfend einzugreifen.

Jeder Mensch sollte mindestens einen wichtigen Akupunkturpunkt, den so genannten „Notfallpunkt“, kennen. Wenn beispielsweise jemand in Ihrem Beisein plötzlich „schwarz vor Augen wird“ und droht „umzukippen“, also das Bewusstsein zu verlieren oder gar einen Krampfanfall zu bekommen, können Sie mithilfe des Notfallpunktes schnell helfen, denn seine Stimulierung hat belebende Wirkung. Wenn keine schnelle Besserung eintritt, müssen Sie selbstverständlich einen Arzt, Krankenwagen oder den Rettungsdienst verständigen. Selbst bei Bewusstlosigkeit, beispielsweise aufgrund eines epileptischen Anfalls, haben wir gute Erfahrungen mit diesem Punkt gemacht. Seine Stimulierung hilft außerdem bei tiefsitzenden Rückenschmerzen und fördert die Konzentration.

Ursachen

Die Ursachen für plötzliche Kreislaufprobleme sind sehr unterschiedlich. Mit der hier vorgestellten Methode nehmen Sie bei Schwächezuständen und Kreislaufproblemen Einfluss auf die Blutdruckregulation und stellen damit die optimale Funktion des Körpers schnell wieder her.

Wann zum Arzt?

Ziehen Sie einen Arzt hinzu, wenn die Situation Sie überfordert!

Stimulation des „Notfallpunktes“

Der Notfallpunkt liegt zwischen Nasenwurzel und Oberlippe, ein Drittel von der Nasenwurzel und zwei Drittel von der Oberlippe entfernt. Bei den genannten Notfällen kann man ihn mit dem Fingernagel stimulieren. Hierfür sollte man ca. eine Minute lang einigen Druck ausüben und fest mit dem Nagel auf die Haut drücken.

In der Fachsprache wird der Punkt als Lg 26 bezeichnet. Er heißt Renzhong, Lg ist die Abkürzung für das Lenkergefäß, auf dem sich dieser Punkt befindet. Bei Rückenschmerzen wird dieser Punkt mit Moxibustion erwärmt, was langfristig zu einer Verbesserung führt (siehe Seite 103).

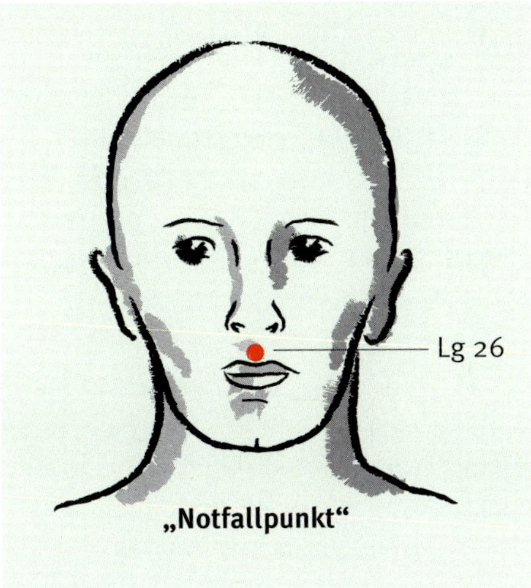

Ergänzende Maßnahmen

Präparate: Nach einer Kreislaufschwäche können Sie den geschwächten Körper mittelfristig mit dem Extrakt der Ginsengwurzel wieder aufbauen. Ich selbst bevorzuge das Präparat IL HWA Ginseng Extrakt. Es stärkt und baut deutlich spürbar Kräfte auf. Sie bekommen dieses Präparat in der Apotheke.

Das Arzneimittel Vigodana Uno der Firma Dr. Loges stärkt bei einmaliger Einnahme morgens auch Ihre Kräfte. Erschöpfung und Überanstrengung lassen sich dadurch schneller überwinden.

Auch von Bachblüten erfährt manch ein Patient Hilfe. Für Notfälle gibt es spezielle Notfalltropfen und auch Notfallsalbe, beide heißen „Rescue", von dem englischen Wort für Rettung hergeleitet.

Bei Schock- und Schrecksituationen sowie bei psychischen und physischen Verletzungen bewährt sich die Einnahme von Arnika als homöopathisches Mittel. In einer sehr sinnvollen Kombination finden Sie es in dem Mittel Traumeel von der Firma Heel. Sie können im Notfall Traumeel-Tabletten lutschen oder auch Traumeel als Salbe auftragen, wenn Sie sich gestoßen haben.

Ausreichend trinken: Nicht selten entstehen Kreislaufprobleme, wenn man zu wenig trinkt. Achten Sie also immer auf genügende Zufuhr von ausreichender Trinkmenge über den Tag verteilt, auf mindestens zwei Liter an Wasser sollten Sie kommen.

Vorbereitet sein: Denken Sie rechtzeitig daran, Ihre Kenntnisse in der Ersten Hilfe aufzufrischen. Behalten Sie im Notfall einen kühlen Kopf und reagieren Sie umsichtig. Wenn Sie von den umstehenden Menschen Hilfe erhalten möchten, sprechen Sie jemanden persönlich an. Teilen Sie ihm genau mit, was Sie brauchen. Wenn Sie nur allgemein in die Menge sprechen, fühlt sich womöglich niemand angesprochen und alle stehen herum und ärgern sich, dass niemand hilft.

Kopfschmerzen

Kopfschmerzen sind meist nur ein Krankheitszeichen, in den wenigsten Fällen handelt es sich um eine eigenständige Krankheit. Daher ist es zunächst sehr wichtig, abklären zu lassen, welches die Ursachen sind, die zu den Kopfschmerzen geführt haben.

Ursachen

Kopfschmerzen können im Zusammenhang mit Blutdruckschwankungen auftreten sowie aufgrund von Unverträglichkeiten von einzelnen Nahrungsmitteln. Daneben können Stress und Überforderung, ebenso aber auch Sehstörungen die Ursache sein – bei Letzterem hilft dann oft das Tragen einer Brille. Die häufigste Ursache von Kopfschmerz rührt von Verspannungen der Wirbelsäulenmuskulatur her. Hier sind meist die Halswirbelsäule und die obere Brustwirbelsäule betroffen.

Wann zum Arzt?

- Wenn der Kopfschmerz plötzlich und unerklärlich aufgetreten ist.
- Wenn der Kopfschmerz unerträglich stark ist.
- Wenn der Kopfschmerz länger als einen Tag anhält.
- Wenn andere Begleitsymptome hinzukommen, wie Fieber, Übelkeit, Erbrechen sowie andere Schmerzen.

TCM-Methoden

Dickdarm 4: Der wirksamste Kopfschmerzpunkt liegt an der Hand in der Schwimmhaut zwischen Daumen und Zeigefinger. Diesen Punkt kann man an beiden Händen mit der Moxazigarre erwärmen, auch Moxakegel sind geeignet. Führen Sie die Moxibustion so lange durch, bis die angewärmte Region leicht gerötet ist, das dauert etwa zwei bis fünf Minuten pro Punkt. Man kann die Punkte maximal zweimal am Tag, mindestens aber zweimal pro Woche moxen. Bitte geben Sie gut Acht, dass Sie sich nicht verbrennen. Die Moxibustion darf nicht durchgeführt werden, wenn Hitzesymptome (Fieber, Entzündungen, Hitzeempfinden) die Kopfschmerzen begleiten – dies führt zu einer Verschlimmerung der Symptome.

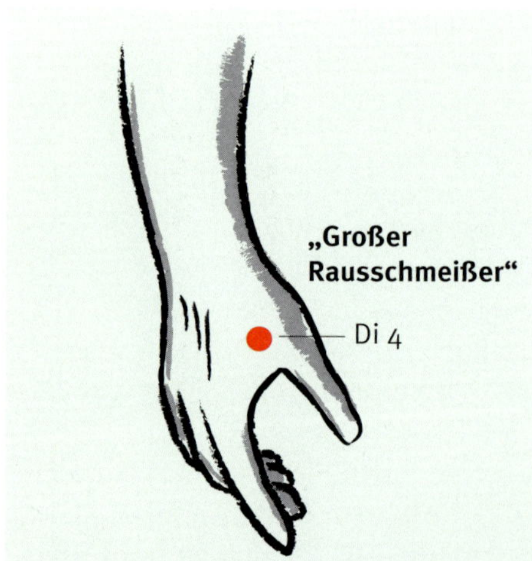

Gallenblase 41: Bei seitlichen Kopfschmerzen bewährt sich der Punkt Gb 41 auf dem Fußrücken. Dieser Punkt aktiviert einen Wundermeridian und man kann ihn moxen und akupressieren. Die Moxibustion wird am besten mit einer Moxazigarre durchgeführt. Nähern Sie sich mit der Glut dem Punkt bis auf wenige Zentimeter, so dass nach einigen Sekunden die Wärme spürbar wird. Führen Sie die Zigarre innerhalb eines Zeitraums von fünf Minuten immer wieder näher an den Punkt heran und wieder etwas weiter weg. Die Stelle soll weder zu heiß werden noch zwischendurch abkühlen.

Man kann den Punkt Gb 41 auch massieren sowie mit Druckkügelchenpflastern oder mit Magnetkügelchen reizen. Gb 41 wird mit der Fingerkuppe leicht kreisend massiert, man übt dabei nur so viel Druck aus, wie es als angenehm empfunden wird. Die Druckkügelchenpflaster oder Magnetkügelchen werden auf den Punkt geklebt, dort für mindestens zwei Stunden, höchstens aber für etwa zehn Tage belassen bzw. nur so lange, wie die Stellen reizfrei sind. Nach einem Tag ohne Druckkügelchen oder Magnetkügelchen kann man diese auch erneut aufkleben.

Massage von Niere 6 und Blase 62: Am Fuß eignen sich zwei Akupunkturpunkte für die Massage – Ni 6 am Fuß unter den Knöcheln auf der Innenseite des Beines sowie Bl 62 auf der Außenseite. Die Massage wird an jeder Stelle einzeln durchgeführt. Nehmen Sie dazu

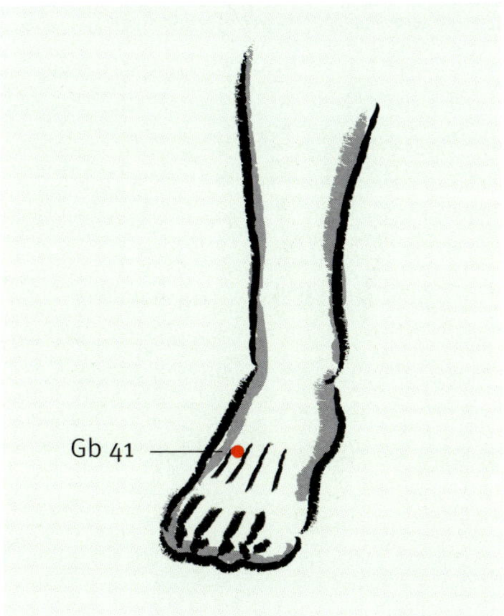

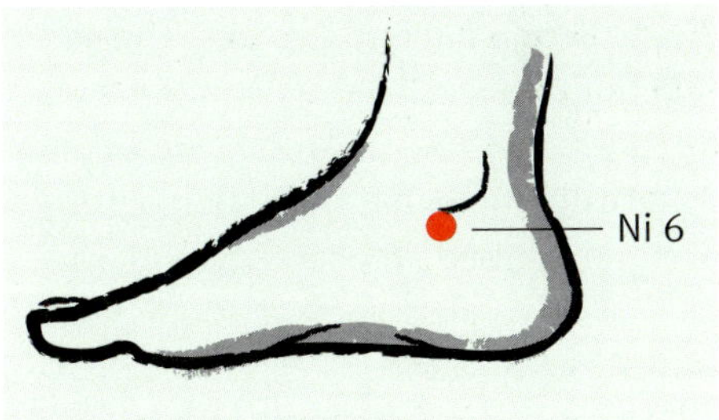

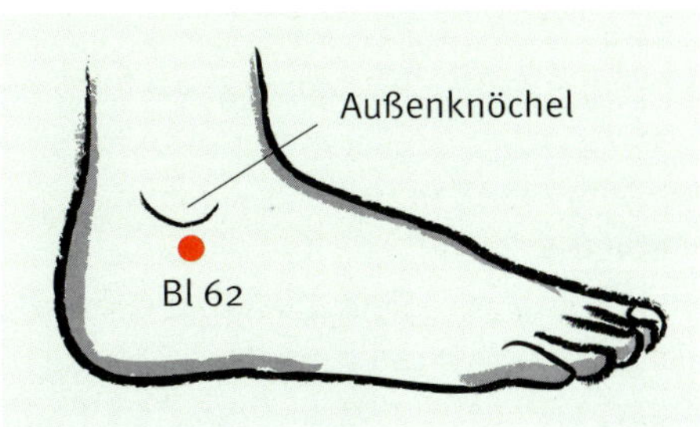

den Mittelfinger und führen Sie unter dem entsprechenden Knöchel in einem Bereich von etwa zwei Quadratzentimetern leicht kreisende Bewegungen mit der Fingerkuppe aus. Üben Sie dabei leichten Druck aus, so dass die Massage als angenehm empfunden wird.

Die Punkte können auch mit Druckkügelchenpflastern oder mit Magnetkügelchen gereizt werden. Diese werden auf die Punkte geklebt, dort für mindestens zwei Stunden belassen, höchstens aber für etwa zehn Tage bzw. nur so lange, wie die Stellen keine Entzündungsreize zeigen wie Hitze, Rötung, Schwellung oder Schmerz. Nach einem Tag ohne Druckkügelchen oder Magnetkügelchen kann man diese auch erneut aufkleben.

Die Stimulation der Punkte verbessert die fließende Energie der Leitbahnen und führt zu einer deutlichen Schmerzlinderung. Außerdem sind beide Punkte Schlüsselpunkte, die zusätzlich besondere Leitbahnen aktivieren, die man auch Wundermeridiane nennt (siehe Seite 13). Dies führt zu einem energetischen Yin-Yang-Ausgleich.

Massage von Leber 2 und 3: Weiterhin sind zwischen den ersten und zweiten Mittelfußknochen die Punkte Leber 2 und Leber 3 erfolgreiche Behandlungspunkte, die vor allem auch psychische Spannungen vermindern, die ja häufig Ursachen von Kopfschmerzen sind. Man

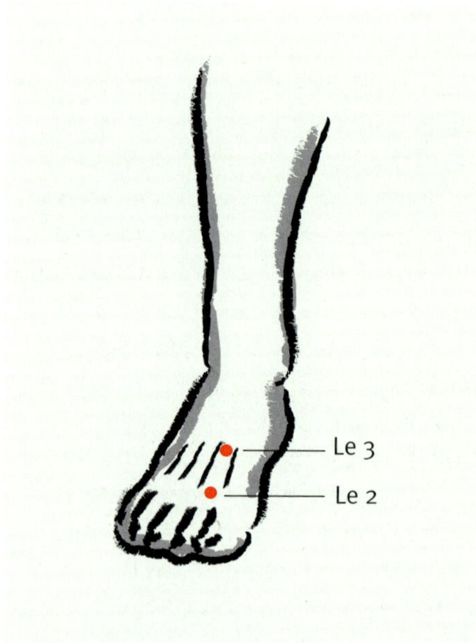

drückt dazu mit der Daumenkuppe auf einen der beiden Punkte und massiert unter leichtem Druck den Bereich zwischen beiden Akupunkturpunkten auf dem Fußrücken. Auch mit dem Elektroakupunkturgerät können beide Punkte für jeweils etwa eine Minute elektrisch gereizt werden.

Akupunktur: Ein Versuch mit Akupunktur bei einem ausgebildeten Therapeuten ist in jedem Fall lohnenswert. Eine ergänzende Selbstbehandlung verbessert die Erfolgsaussichten noch zusätzlich.

Ergänzende Maßnahmen

Viel trinken: Bei Kopfschmerzen sollte man darauf achten, die Trinkmenge des Tages ausreichend hoch zu halten – zwei Liter ist für den Kopfschmerzpatient das Mindestmaß, mehr als drei Liter sind aber nicht nötig. Damit wird im Gewebe ein besserer Durchfluss der Lymphflüssigkeit gewährleistet, was Ablagerungen und Verquellungen vermindert.

Ausreichender Schlaf stärkt den Anteil des unbewussten Nervensystems, der für die Entspannung wichtig ist. Allerdings kann es auch zu Kopfschmerzen führen, wenn man zu lange Zeit im Bett bleibt – mancher leidet jedes Wochenende nach dem Ausschlafen unter Kopfweh. Dann sollten Sie wie gewohnt auch am Wochenende früh aufstehen und im Lauf des Tages eine weitere Ruhephase einlegen, meist reichen schon 15 Minuten.

Sport: Vernünftiger Ausgleich durch Sport führt zu einer besseren Funktion der Muskulatur. Empfehlenswert ist Rückenschwimmen oder auch Rückengymnastik.

Gymnastik: Eine sehr gute Übung für die Muskulatur der Halswirbelsäule und der Brustwirbelsäule ist es, sich auf die Unterschenkel zu knien, den Kopf vor den Knien aufzusetzen und die Hände nach vorn zu strecken. Dabei die Daumen ineinander verhaken und dann die gestreckten Arme anheben. Nachdem man sich an diese Übung gewöhnt hat, kann man dann auch versuchen, die Hände weiter auseinanderzuhalten und die parallelen Arme dann anzuheben. Das ist etwas schwieriger. Man baut damit die Muskulatur auf, die den oberen Rücken stabilisiert.

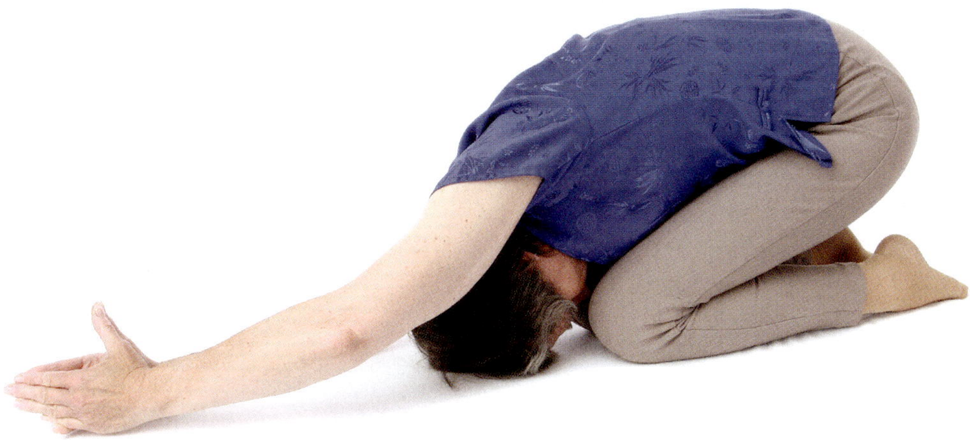

Nasenbluten

Meist ist Nasenbluten ein harmloses Ereignis, macht aber den Betroffenen doch einige Angst. Dennoch ist so ein sichtbarer Blutverlust meist weniger schlimm, als er aussieht.

Ursachen

Plötzliches Nasenbluten kann bei einer Erkältung auftreten und natürlich nach einem Sturz oder einem Schlag auf die Nase. Auch Erscheinungen, die mit dem Blutgefäßsystem zusammenhängen, oder ein zu hoher Blutdruck können Auslöser sein.

Info

Die Bedeutung von Nasenbluten in der TCM

Nach den Vorstellungen der Traditionellen Chinesischen Medizin gehören die Blutgefäße zu der Wandlungsphase des Feuers. Man sagt, dass das Feuerelement zu schwach ist, wenn unerwünschte oder unerwartete Blutungen auftreten. Die Schwäche des Feuers kann am besten durch die Anwendung der Moxibustion behandelt werden. Nach TCM-Vorstellungen wird das Blut durch die Kraft der Milz-Leitbahn in den Gefäßen gehalten, diese wird dem Element der Erde zugeordnet. Im Bild der Wandlungsphasen (siehe auch Seite 21) folgt das Element Erde dem Feuer und wird daher durch Wärme gestärkt.

Wann zum Arzt?

Gehen Sie zum Arzt, wenn Sie das Nasenbluten nicht selbst stoppen können, wenn es häufig auftritt, beispielsweise einige Tage hintereinander. Wenn Sie Ihre Blutdruckwerte nicht kennen und Sie erfahren möchten, ob das Nasenbluten eventuell von erhöhten Werten herrührt, sollten Sie eine Kontrolluntersuchung bei Ihrem Arzt vereinbaren.

TCM-Methoden

Moxa-Anwendung an der Hand: Man kann das Nasenbluten meist schnell stoppen durch die Moxibustion des Reflexpunktes für die Nase an der Hand.

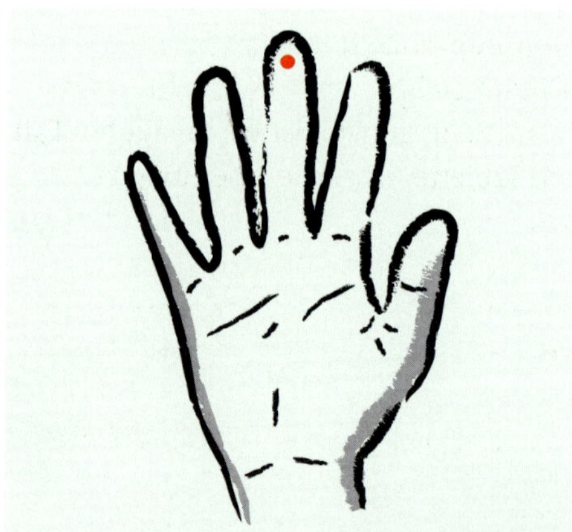

Nach der koreanischen Handakupunktur Sooji Chim (Seite 16) liegt dieser Punkt auf der Fingerkuppe des Mittelfingers. Sie können ihn auf beiden Händen behandeln. Gut geeignet ist die kleine gepresste Handmoxe, die als Moxakegel auf den Punkt aufgeklebt und angezündet wird. Man belässt den Kegel nur so lange, wie man die entstehende Wärme gut ertragen kann. Bis zu drei solcher Handmoxen können hintereinander an diesem Punkt abgebrannt werden. Heben Sie den Moxakegel aber immer rechtzeitig wieder von der Haut ab, wenn Sie die Wärme als zu intensiv empfinden, Verbrennungen müssen auf jeden Fall vermieden werden. Und denken Sie daran, zwischen warm und heiß kann auch schon mal nur eine sehr kurze Zeitspanne liegen. Seien Sie also darauf vorbereitet, den Kegel schnell entfernen zu können.

Ergänzende Maßnahmen

Homöopathikum: Bei Nasenbluten hilft Kalium bichromicum D6 in Tablettenform. Sehr sinnvoll ist es, im akuten Fall die Tablette unter die Oberlippe zu schieben, denn dadurch werden zusätzlich zwei wichtige Akupunkturpunkte stimuliert: In der Mitte der Oberlippe, genau unter der Umschlagfalte, liegt der Akupunkturpunkt Lg 28 als innerster Endpunkt der Leitbahn Lenkergefäß. Der zweite Akupunkturpunkt ist Di 20, er liegt etwas seitlich unter der Ober-

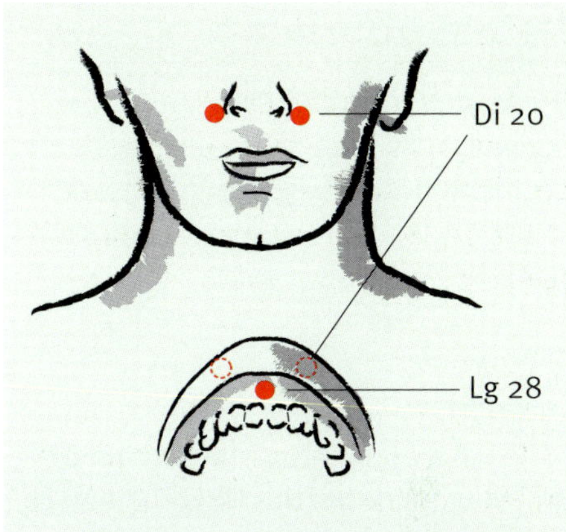

lippe, etwa dort, wo sich außen der Nasenflügel befindet.

Beim Nasenbluten ist es immer auch wichtig, ruhig zu bleiben. Der Blutverlust ist meist in Wirklichkeit verschwindend gering, es sieht eben nur dramatisch als, wenn Blut aus dem Gesicht strömt. Meist sind solche Geschehen harmlos und verschwinden auch bald wieder. Die verschmutzte Kleidung ist meistens das größere Problem. Uns hat man als Kinder noch angeleitet, beim Nasenbluten den Kopf nach hinten in den Nacken zu halten, damit das Blut nicht nach außen gelangt. Stattdessen hat man es dann geschluckt, wenn es den Rachen herunter lief, und es wurde einem übel …

- Es ist sinnvoller, den Kopf nach vorn zu beugen, denn dann weiß man auch gleich, wann das Nasenbluten vorbei ist.

Potenzprobleme

Die Manneskraft erfordert zum einen die Erektions- und zum anderen die Ejakulationsfähigkeit. Beide Aspekte können in der Funktion eingeschränkt sein.

Ursachen

Manchmal können sich hinter Potenzproblemen Erkrankungen verbergen wie Diabetes, Durchblutungsstörungen oder auch Bluthochdruck, was von einem Arzt abgeklärt werden sollte. Falls der Therapeut keine ernsthafte Erkrankung entdecken kann, die dahintersteckt, hat er meist einige Möglichkeiten, Potenzprobleme medikamentös zu behandeln. Jedoch stehen diese Möglichkeiten nicht für alle Patienten zur Verfügung, weil die Medikamente zum Teil viele Nebenwirkungen haben oder für den ein oder anderen nicht geeignet sind.

Wann zum Arzt?

Ein Nachlassen der Manneskraft sollte stets von einem Facharzt abgeklärt werden.

TCM-Methoden

Neben der Verminderung von Stressfaktoren und ausreichendem Schlaf haben Sie mit einigen Akupunkturpunkten gute Chancen, Potenzprobleme zu verbessern.

A-Linie: Bei Potenzproblemen haben sich einige Punkte der koreanischen Handakupunktur Sooji Chim bewährt. Besonders die Aktivierung der A-Linie durch Moxibustion führt zu einer Verbesserung der Durchblutung im Unterleib und wird daher gern bei Potenzproblemen eingesetzt. Es gibt im Fachhandel spezielle Handmoxen, welche die zuständigen Punkte der A-Linie erwärmen.

- Alle Leitbahnen der Körperakupunktur finden sich auch an der Hand wieder.

Der A-Linie der Hand entspricht am Körper das Konzeptionsgefäß in der vorderen Mittellinie des Körpers. Sie versorgt den Körper mit Energie und ihre Aktivierung wirkt aufbauend und stärkend.

Die Genitalzone innerhalb der A-Linie auf der Handfläche ist etwa bei den Punkten A 1 und A 2 zu finden. Hier werden Moxakegel aufgeklebt und beim Abbrennen so lange belassen, wie die Wärme noch als angenehm empfunden wird. Wenn das Wärmegefühl zu stark wird, soll der Moxakegel schnell entfernt werden. Man kann den Moxakegel

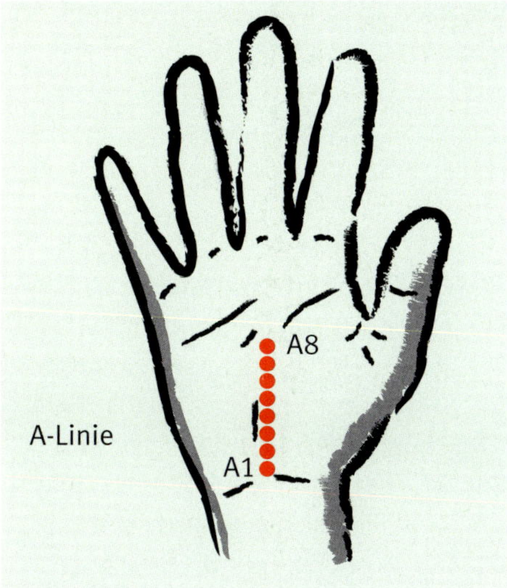

aber auch über die Punkte A1 bis A 8 etwa in der Mitte der Handinnenfläche hin und her bewegen, dann erwärmen sich die Punkte etwas gemächlicher. Die Anwendung der Moxazigarre in der Handinnenfläche ist ebenfalls möglich und sehr leicht durchführbar. Gehen Sie umsichtig vor und vermeiden Sie Verbrennungen.

Anfangs können Sie diese Moxibustion mehrmals pro Woche durchführen, auch täglich. Später werden Sie nur noch dann darauf zurückgreifen, wenn die „männliche Standfestigkeit" gerade benötigt wird. Diese Behandlung kann auch bis zu drei Stunden vor dem Geschlechtsverkehr durchgeführt werden. Die Erfolgsaussichten sind nach einigen Wochen der Anwendung sehr gut.

Dr. Dieter Schmidt aus Flensburg, der Präsident der deutschen Gesellschaft für koreanische Handakupunktur bezeichnet diese Behandlung als „koreanisches Viagra". Die Erfolge sind zwar nicht ganz so spektakulär wie bei diesem Präparat, aber vielen verhilft die Moxa-Anwendung zu einer deutlichen Verbesserung der Erektionsfähigkeit. Die Lebensqualität für manch einen Betroffenen steigt damit merklich.

Kg 2-Schiene: Eine Anwendung der Moxibustion am Körper besteht in der Erwärmung der Kg 2-Schiene. In der Mittellinie der Rumpfvorderseite, knapp über dem Schambeinknochen, befindet sich der Akupunkturpunkt Kg 2 (Kg = Konzeptionsgefäß). Neben der Mittel-

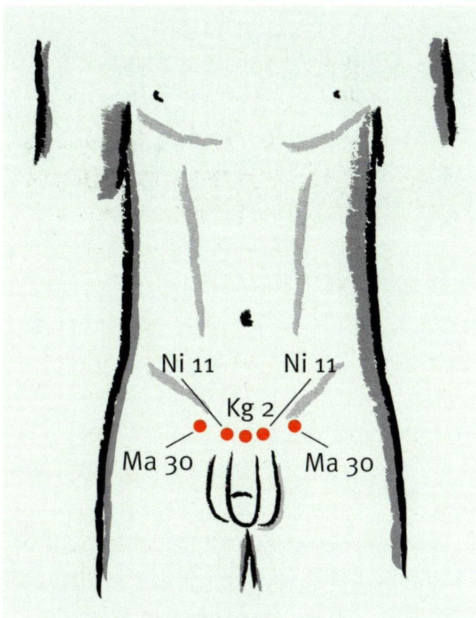

linie liegen rechts und links weitere wichtige Punkte: in einem Abstand von einer halben Daumenbreite der Akupunkturpunkt Niere 11 und in einem Abstand von etwa zwei Daumenbreiten der Akupunkturpunkt Magen 30 am Oberrand des Schambeinknochens. Diese fünf Punkte, also Ni 11 und Ma 30 jeweils rechts und links sowie Kg 2 in der Mitte, bilden die Kg 2-Schiene.

Durch die Moxibustion wird die Region gestärkt und die Funktion der Genitalorgane verbessert. Sie sollte mit genügendem Abstand zur Haut und zur Schambehaarung durchgeführt werden. Man erwärmt die Kg 2-Schiene mit allen fünf Punkten zusammen etwa zehn Minuten lang und kann das täglich wiederholen.

Die Moxibustion der Kg 2-Schiene kann auch erfolgreich angewendet werden

- beim Bettnässen von Kindern,
- beim Harnträufeln im Alter sowie
- bei Blasenentzündungen.
- Auch bei weiblichen Unterleibsbeschwerden ist sie hilfreich, besonders bei Zyklusbeschwerden, Schmerzen, Krämpfen und Blutungsanomalien.

Im Einzelfall sollten die möglichen Ursachen vorher ärztlich abgeklärt werden, damit die entsprechenden schulmedizinischen Behandlungsmöglichkeiten nicht versäumt werden. Zusätzliche Moxibustion stärkt auf jeden Fall die körpereigenen Energiereserven. Nicht jeder Patient spricht darauf an und man weiß leider auch nicht vorher, wie die Erfolgsaussichten sind, aber wir haben bisher sehr gute Erfahrungen mit dieser Therapie gemacht.

Massage der Ba-feng-Punkte: Eine Verbesserung der Durchblutung im Beckenbereich und in den gesamten unteren Extremitäten erreichen Sie auch durch regelmäßige Massage der Ba-feng-Punkte. Diese liegen auf der Fußsohle und dem Fußrücken zwischen den Zehen – dort, wo die Zehen in die Mittelfußknochen übergehen.

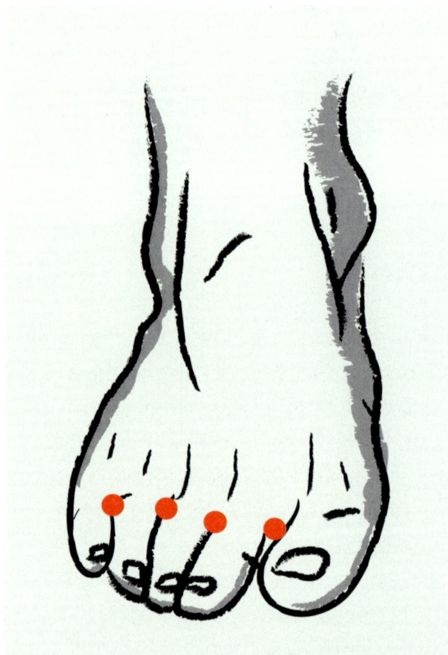

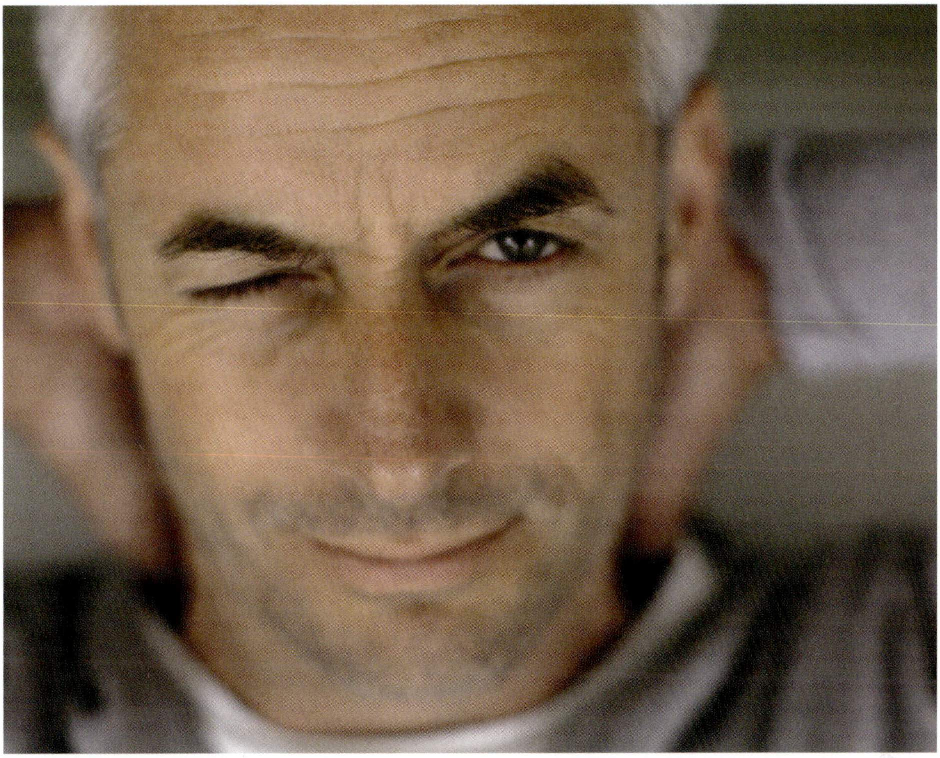

Gut, wenn „Mann“ die Tricks kennt, sich die Potenz möglichst lange zu erhalten.

Ergänzende Maßnahmen

- Ausreichend Schlaf.
- Vermeidung von Stressfaktoren.
- Versäumen Sie nicht, ausreichend zu trinken, mindestens zwei Liter Wasser am Tag sind wünschenswert.
- Der Körper wird insgesamt gekräftigt mit dem komplexhomöopathischen Mittel vigodana uno der Firma Dr. Loges. Man nimmt einige Wochen lang morgens eine Tablette. Das Mittel kann auch über Jahre hinweg ohne Nebenwirkungen eingenommen werden.
- Stärkung der Beckenbodenmuskulatur kräftigt den Unterleib. Diese Muskulatur können Sie beispielsweise bei jedem Toilettengang trainieren, wenn Sie während des Wasserlassens den Harnstrahl kurzzeitig durch Anspannen der Beckenbodenmuskulatur unterbrechen.

Quaddeln bei Allergien, Juckreiz

Allergien werden immer häufiger. Viele unserer Patienten leiden an Problemen der Schleimhäute der Verdauungs- und Atemwege, aber auch unter Hautproblemen. Eine sehr lästige Erscheinung sind die Quaddeln, die sich im Rahmen von Allergien auf der Haut bilden und meist von starkem Juckreiz begleitet sind.

Ursachen

Die Ursachen für Allergien sind noch nicht genau bekannt. Manche Menschen reagieren sehr empfindlich auf alle möglichen Fremdstoffe, die in der Umwelt vorkommen, andere wiederum sind sehr robust und kennen keine allergischen Erscheinungen. Häufig ist das Immunsystem beteiligt, das bei manchen Menschen zu überschießenden Reaktionen neigt.

Wann zum Arzt?

Ein Arztbesuch ist bei vielen Formen einer Allergie sicher nicht nötig, aber sobald Sie unter stärkeren Beschwerden, beispielsweise Atemnot leiden, sollten Sie nicht zögern, einen Arzt aufzusuchen. Ebenfalls ist es sinnvoll zum Arzt zu gehen, wenn Ihre allergischen Erscheinungen an der Haut größere Ausmaße annehmen.

Juckreiz lindern

Milz 10: Dieser Akupunkturpunkt liegt am Oberschenkel, zwei Daumen breit oberhalb der Kniescheibe von ihrer inneren Randbegrenzung entfernt. Für die Eigenbehandlung ist er im Sitzen gut erreichbar. Moxen Sie mit einer Moxazigarre den Punkt auf jeder Seite für etwa zehn Minuten, bis der Hautbereich gerötet ist und Sie eine angenehme Wärme empfinden, die sich auch im Körper und in der Umgebung verteilt. Man kann die Moxabehandlung mehrmals am Tag wiederholen, wenn nötig bis zu fünfmal pro Tag.

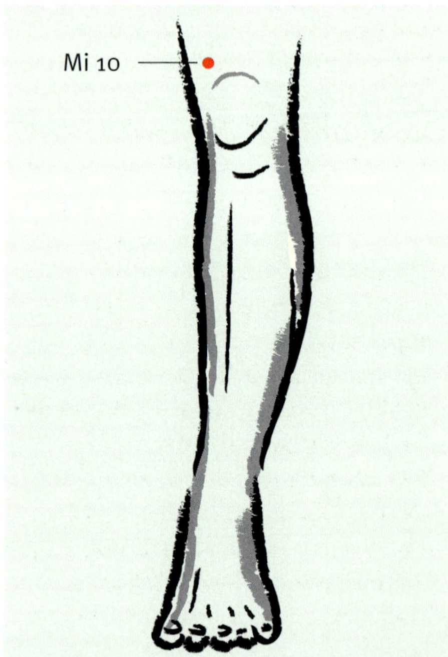

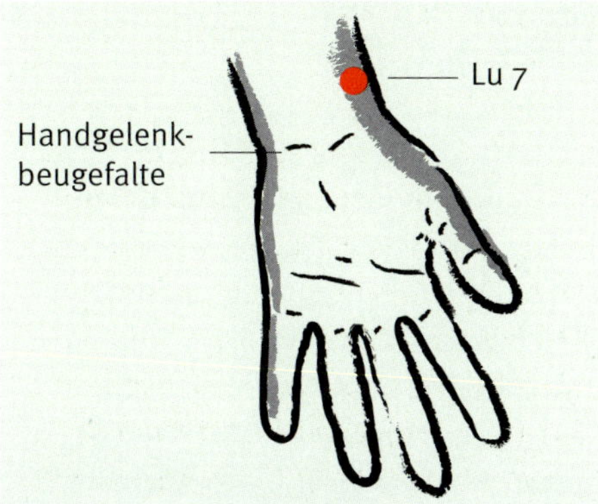

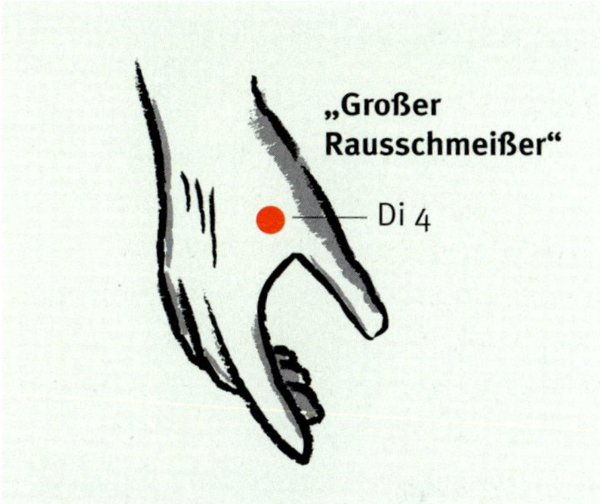

Immunsystem stärken

Lunge 7 und Dickdarm 4: Aktivierung dieser beiden Punkte stärkt das Immunsystem. Jeder der beiden Punkte wird beidseits für etwa fünf Minuten mit der glühenden Moxazigarre erwärmt. Das kann man jeden Tag durchführen, möglichst nur einmal täglich.

Antiallergischer Punkt am Ohr: Aus der Ohrakupunktur kennen wir diesen Punkt, er befindet sich an der obersten Stelle der Ohrmuschel. Führen Sie einen stumpfen Gegenstand (Häkel- oder Stricknadel) von unten unter die Krempe Ihrer Ohrmuschel. An der höchsten Stelle spüren Sie einen besonders unangenehmen Druck. Genau dort liegt einer der wichtigsten Akupunkturpunkte gegen Allergien im Körper. Reizen Sie diesen Punkt etwa 60 Sekunden lang. Sie können auch einen Elektroakupunkturstift verwenden und den Punkt ebenfalls für etwa eine Minute reizen.

Ergänzende Maßnahmen

Komplexhomöopathika: Bei Allergien hilft das Mittel Allergolact/Syxyl. Hiervon nimmt man im Bedarfsfall dreimal täglich zwei Tabletten ein. Besonders hilfreich ist auch allergo-loges/Dr. Loges. In akuten Fällen nehmen Sie stündlich fünf bis zehn Tropfen davon. Belassen Sie das Mittel noch eine Weile im Mund, dann kann es am besten wirken. In chronischen Fällen genügt es, täglich dreimal fünf bis zehn Tropfen einzunehmen.

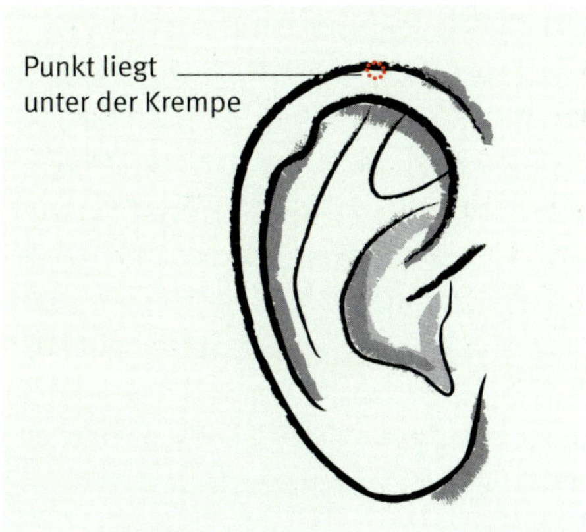

Rückenschmerzen

Die Wirbelsäule des Menschen nimmt eine zentrale Stellung im Körper ein. Der gesamte Körper wird unter anderem mithilfe von Nerven in seiner Funktion gesteuert. Alle Nerven des Körpers können nur von zwei verschiedenen Stellen aus entspringen – zum einen aus dem Gehirn, zum anderen aus dem Rückenmark der Wirbelsäule. Die aus dem Kopf entspringenden zwölf Hirnnerven versorgen den Kopf und das Gesicht. Alle anderen Nerven des Körpers entspringen der Wirbelsäule – zwischen jedem Wirbelkörper von der Halswirbelsäule bis hinunter zum Steißbein. Auch alle Nerven, die Rückmeldungen geben, beispielsweise über Muskelzustand, Temperatur oder Berührungen, münden zwischen den Wirbelkörpern wieder im Rückenmark.

Die einzelnen Segmente der Wirbelsäule sind eng mit den Organfunktionen verknüpft. Blockierungen der Rückenwirbel können zu Funktionsstörungen von Organen führen. So können beispielsweise vermeintliche Herzattacken Hinweise sein für solche Wirbelblockaden. Andererseits können Rückenschmerzen auch erste Hinweise auf organische Fehlsteuerungen oder Erkrankungen geben. Es ist immer ratsam, diese Zusammenhänge medizinisch abklären zu lassen, bevor man versucht, am Rücken mit Selbstbehandlungen zu experimentieren.

- Durch eine sorgsame Untersuchung des Rückens lässt sich eine grobe Beurteilung der Organfunktionen erreichen.

In der chinesischen Medizin sind die segmentalen Zusammenhänge zwischen den einzelnen Wirbelsäulenetagen und dem restlichen Körper schon lange bekannt. Auf dem Rücken liegen die Zustimmungspunkte (Shu-Punkte), vorne auf dem Rumpf die Alarmpunkte (Mu-Punkte) – siehe auch Seite 60. Diese Punkte sind segmental angeordnet, das bedeutet, dass einzelnen „Etagen" der Wirbelsäule die Regionen für die energetische Versorgung der Organe zugeordnet sind. Nach Auffassung der chinesischen Medizin führen daher Rückenleiden auch zu organischen Symptomen, die dann wiederum vom Rücken aus behandelt werden.

Sind die Rückenbeschwerden durch die schulmedizinische Therapie nicht gut zu verbessern, lohnt es sich, Selbstbehandlungen durchzuführen.

Ursachen

Die meisten Rückenschmerzen rühren daher, dass sich der Mensch entwicklungsgeschichtlich den aufrechten Gang angeeignet hat, dass aber die Struktur der Wirbelsäule noch nicht genug dafür vorbereitet ist. Dadurch kommt es im Laufe des Lebens je nach Belastungen zu Verschleißerscheinungen am Bewegungssystem, besonders auch an der Wirbelsäule.

Wann zum Arzt?

Rückenschmerzen, beispielsweise nach körperlicher Anstrengung, können eine harmlose Erscheinung sein, die schnell vorübergeht. Hält der Rückenschmerz allerdings länger an, quält er Sie sehr oder ist er nicht durch eine Vorgeschichte erklärbar, sollten Sie den Arzt aufsuchen.

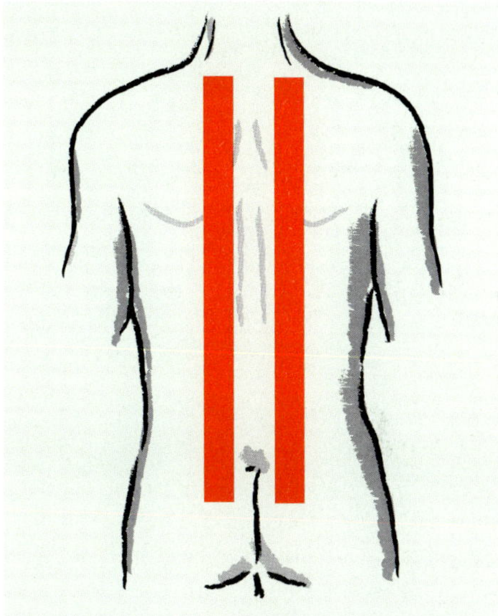

TCM-Methoden

Moxa auf dem Rücken: Durch die Moxibustion wird der Rücken energetisch besser versorgt und kann die Anforderungen des Alltags viel besser überstehen, ohne zu schmerzen. Man kann in jeder Etage des Rückens mit der Moxazigarre, aber auch mit Moxahütchen, dem Moxarad oder mit Moxapflastern Schmerzbehandlungen durchführen. Dazu nutzt man den Bereich zwischen 1½ Daumenbreiten bis zu einer Handbreite Entfernung von der Wirbelsäule. Auf dem eigenen Rücken kann man sich naturgemäß nicht gut selbst behandeln, deshalb sollt man für die Moxa-Anwendung die Hilfe einer weiteren Person in Anspruch nehmen. Die Moxibustion wird zwischen fünf und zehn Minuten durchgeführt, bis eine angenehme Wärme verspürt oder eine Rötung sichtbar wird. Diese Behandlung kann täglich wiederholt werden. Selten benötigt man länger als zwei Wochen, um eine anhaltende Verbesserung zu erreichen. Sollten Sie bei täglichen Behandlungen nach ca. zwei Wochen keine weitere Linderung der Rückenschmerzen verspüren, dann können Sie diese Behandlung erst einmal unterbrechen, da Ihr Körper momentan offenbar nicht mehr darauf anspricht.

Moxa von Lg 26: Die Stimulation des Punktes Lg 26 hilft bei tief sitzenden Rückenschmerzen. Er liegt zwischen der

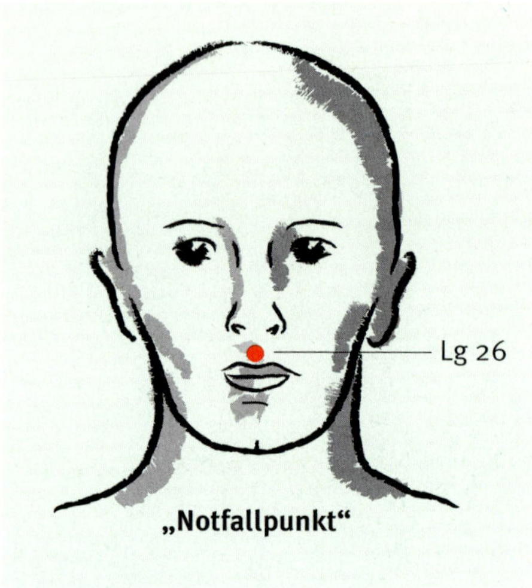

Nasenwurzel und der Oberlippe, ein Drittel von der Nasenwurzel und zwei Drittel von der Oberlippe entfernt. Als „Notfallpunkt“ ist er in dem Kapitel über Kreislaufschwäche beschrieben (siehe Seite 88). Bei Rückenschmerzen kann man ihn mit der Moxazigarre erwärmen, was langfristig zu einer Verbesserung führt. Hierzu wird der Punkt mit einer Moxazigarre erwärmt. Dann hält man für einige Sekunden etwas Abstand, um ihn dann erneut zu erwärmen. Das macht man innerhalb von ca. fünf Minuten 20- bis 30-mal.

Man kann diese Therapie zwar auch zwei- bis dreimal am Tag durchführen, meist genügt einmal pro Tag. Wenn sich nach ca. einer Woche eine Verbesserung einstellt, kann man noch eine weitere Woche so verfahren. Danach muss eine Pause von etwa einer Woche erfolgen. Wenn die Rückenschmerzen wieder auftreten, kann man diesen Ablauf wiederholen.

Wenn sich die Rückenschmerzen durch Moxibustion an diesem Punkt nach etwa einer Woche nicht verbessert haben, kann man die Behandlung zunächst abbrechen und es nach etwa drei Monaten erneut versuchen. Wenn der Punkt dann anspricht, sollte nach ca. zwei Tagen eine Verbesserung verspürt werden. Falls dies nicht eintritt, spricht der Punkt momentan nicht an.

Moxa an der Hand: Moxatherapie ist auch gut geeignet in einem Mikrosystem, wie es beispielsweise von der koreanischen Handakupunktur Sooji Chim bekannt ist (siehe Seite 16). Bei diesem Mikrosystem sind die Reflexzonen des Körpers auf der Hand abgebildet: Der Rücken ist auf der Handrückenseite repräsentiert und erstreckt sich von der Mittelfingerspitze (Kopf) bis zum Handgelenk, wo der untere Rücken abgebildet wird.

Mit einer Moxazigarre kann man diese Region erwärmen, meist reichen auch hier etwa zehn Minuten als Behandlungsdauer. Diese Anwendung kann einmal täglich wiederholt werden, bis die Behandlungserfolge zufriedenstellend sind. Aufgeben kann man nach etwa einer Woche mit täglichen Behandlun-

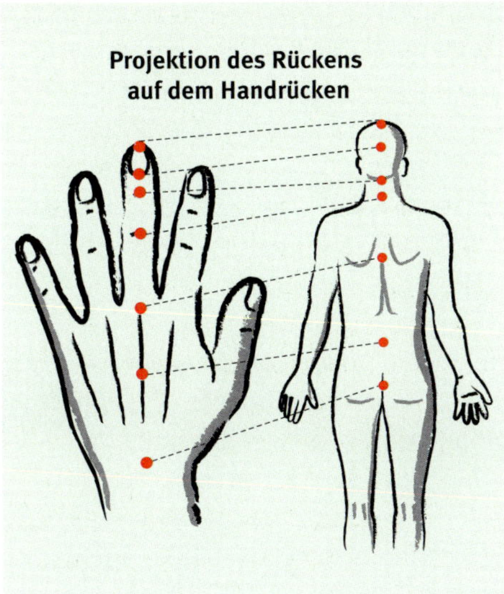

gen, wenn nicht die geringste Wirkung erzielt wurde. Aber schon bei leichten Verbesserungen lohnt sich die Weiterbehandlung.

Schröpfmassage: Die Behandlung mit Schröpfköpfen am Rücken kann in jeder Etage der Wirbelsäule zu Verbesserungen führen. Dabei wird ein Schröpfkopf auf die neben der Wirbelsäule befindliche Muskulatur aufgesetzt und mit leicht kreisenden Bewegungen nach oben und unten geführt, um die gesamte Muskulatur zu erreichen. Man führt diese Behandlung für ca. 15 Minuten durch, solange es noch angenehm ist. Dies kann man täglich wiederholen.

Ergänzende Maßnahmen

Richtige Haltung: Achten Sie besonders auf körpergerechte Haltung. Ausgleichssport ist hierbei ebenso wichtig wie genügend Ruhephasen im Tagesablauf sowie ausreichender Schlaf auf einer dem Körper optimal angepassten Matratze. Eine zu weiche Bettstatt unterstützt die Wirbelsäule in der nächtlichen Regenerationszeit nicht ausreichend, aber auch eine zu harte Matratze kann zu Rückenschmerzen führen. Hier gilt es, durch Probeliegen auszuprobieren, welche Härte die richtige für einen ist.

Präparate: Als sehr gute und vernünftige Nahrungsmittelergänzungen haben sich in unserer Praxis Flexi-loges und Anabol-loges, beides Firma Loges, bewährt. Sie enthalten Teufelskrallenextrakt und Vitamin E. Damit werden die Gelenkfunktionen verbessert. Unsere Patienten haben damit meist sehr viel weniger Schmerzen. Diese Mittel können auch langfristig eingenommen werden.

Der Volksmund sagt: Schmieren und Salben hilft allenthalben. Zum Einreiben haben sich folgende Mittel bewährt: Traumeel/Fa. Heel sowie Basis Glucon Salbe/Fa. Synomed. Traumeel enthält Arnika und bewirkt eine Verbesserung der Durchblutung in der Schmerzregion. Am besten reibt man diese Salbe morgens ein. Die Basis Glucon Salbe enthält vor allem Glucosamine, die die Gelenke elastisch halten. Wir empfehlen die Einreibung mit diesem Mittel mittags und abends. Aber auch schon nur eines dieser Einreibemittel ist besser als gar keines. Manch einem hilft auch Tigerbalsam oder „Pferdesalbe“ aus dem Reitgeschäft. Hier müssen Sie mitunter eine Weile probieren, bis Sie Ihr „richtiges Einreibemittel“ gefunden haben.

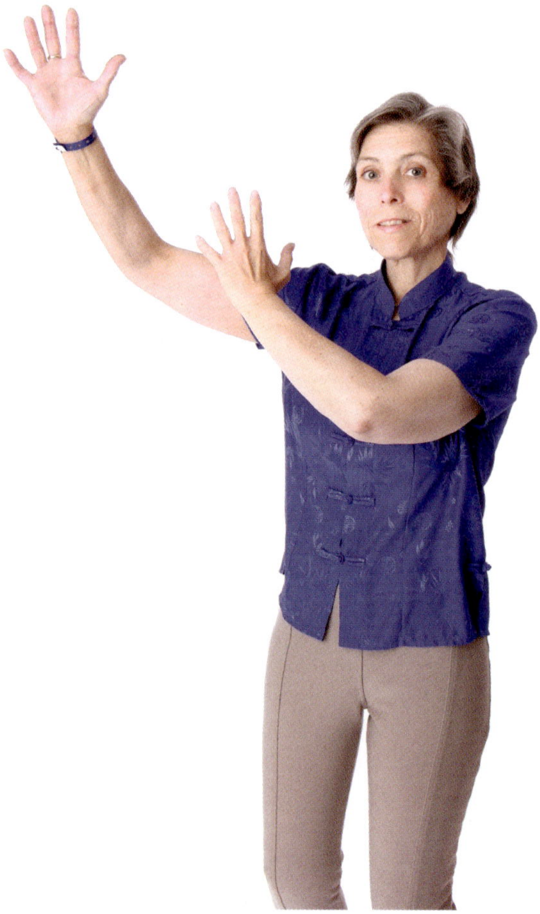

Zusätzlich kann man die Tabletten Basis Osteo als Nahrungsergänzung einnehmen, denn in sehr vielen Fällen verbessern sie die Gelenkfunktion bei Verschleißerscheinungen deutlich. Man nimmt zweimal täglich nach den Mahlzeiten zwei Tabletten mit reichlich Flüssigkeit ein.

Asiatische Bewegungstherapie: Die Vorstellung eines Baumes, der sich im Windhauch bewegt, kann ganz individuell durch eine Körperbewegung ausgedrückt werden. Heben Sie beispielsweise Ihre Arme über den Kopf und stellen Sie sich vor, wie der Wind diese und Ihre Finger bewegt wie die Äste eines Baumes. Auch die Vorstellung, dass man bis zur Hüfte oder auch bis zu den Schultern im Wasser steht und die Arme von den Wellen bewegt werden, ist hilfreich. Fördern Sie solche Bilder in Ihrer Phantasie und setzen Sie diese in Bewegung um. Nach und nach werden Sie spüren, dass solche Körperausdrucksformen dabei helfen, die Beweglichkeit zu verbessern.

Hilft bei Rückenschmerzen: sich wie ein Baum im Windhauch sanft zu bewegen.

Suchterkrankungen – den Willen stärken

Sucht hat in unserem Kulturkreis die vielfältigsten Erscheinungsformen. Sie äußert sich häufig im übermäßigen Konsum von illegalen (Heroin, Marihuana) und legalen Drogen (Nikotin, Alkohol). Suchtverhalten manifestiert sich aber auch in anderen Lebensbereichen und kann als Kauf- oder Putzsucht ebenso quälend in Erscheinung treten. Eine Suchterkrankung macht die Betroffenen teilweise sehr unfrei und ist so etwas wie ein Gefängnis.

Ursachen

Bei fast jedem Menschen wird „Sucht" im Laufe seines Lebens mehr oder weniger zum Thema. Auch wenn bisher keine Suchtkomponente auffällig wurde, so haben doch viele Menschen Sehn-Sucht nach einer anderen, besseren Lebensweise. Nicht immer ist man so rundherum mit sich und der Welt glücklich und zufrieden.

▪ Jede Sucht hat mit Suche zu tun.

Manche Suchterkrankungen verlaufen im Verborgenen und die Betroffenen arrangieren sich zum Teil lange Zeit damit, ohne aufzufallen oder eine behandlungsbedürftige Komponente zu entwickeln. Nur solche Suchtformen werden medizinisch behandelt, die dem Betroffenen zur Last werden und mit denen er nicht mehr weitermachen will. Durch Therapie, Lebenserfahrung, Notwendigkeit, durch Reifeprozesse der eigenen Persönlichkeit kann eine Suchterkrankung überwunden werden, und der Betroffene kann sich aus seinem Gefängnis befreien.

Wann zum Arzt?

Jede Suchterkrankung sollte vom Betroffenen sehr ernst genommen werden und er sollte sich unbedingt fachlichen Rat suchen, um seine Sucht zu behandeln. Den Zeitpunkt dafür entscheidet jeder Betroffene selbst. Bei einer Suchterkrankung handelt es sich meist um eine ernst zu nehmende Krankheit. Besonders bei Drogen- oder Alkoholsucht ist es unbedingt notwendig, sich in Fachhände zu begeben. Diese Erkrankungen verlaufen oft tödlich und müssen rechtzeitig behandelt werden. Die Selbstbehandlung stellt immer nur eine unterstützende Maßnahme dar.

TCM-Methoden

Manchmal kann man sich bei beginnendem Suchtverhalten oder auch beim Suchtdruck nach einer Suchtbehandlung selbst helfen. In Behandlungspausen lässt sich mit der Eigenbehandlung das Suchtempfinden lindern.

Pericard 6 und Herz 7: Zunehmende Unruhe und Spannungen, unter denen man in solchen Phasen zu leiden hat, können sehr erfolgreich mit diesen zwei Akupunkturpunkten an der Unterarminnenseite behandelt werden. He 7 liegt am Ende der Handgelenksbeugefalte, auf der Seite des kleinen Fingers, Pericard 6 befindet sich auf der Innenseite des Unterarmes zwischen den Knochen der Elle und der Speiche, etwa zwei Daumenbreiten von der Handgelenksbeugefalte in Richtung Ellbeuge entfernt. Die links gelegenen Punkte Pe 6 und He 7 sprechen meist besser an als die auf der rechten Seite.

- Mit der Stimulierung von Pe 6 und He 7 lassen sich psychische Spannungen sowie Ängste oft gut beseitigen.

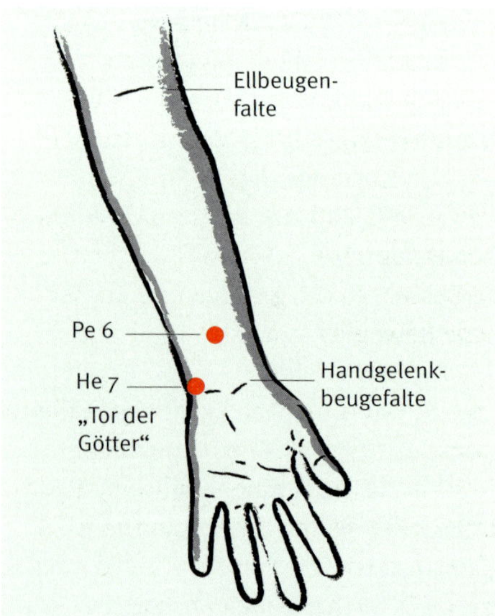

Diese Punkte helfen ebenfalls bei anderen Ängsten wie Prüfungs- oder Flugangst (siehe auch Seite 52). Wir haben sie schon oft erfolgreich eingesetzt.

Die Moxibustion wird an diesen beiden Punkten am besten mit der Moxazigarre durchgeführt, jeder Punkt wird dabei für etwa sieben Minuten erwärmt. Die Punkte können auch durch Druckkügelchenpflaster oder mit Magnetkügelchen stimuliert werden. Die Pflaster und die Magnetkügelchen werden bei Bedarf aufgeklebt, wenn der Suchtdruck unangenehm wird. Sie können an diesen Stellen für etwa drei Tage belassen werden, wenn Sie reizfrei vertragen werden und so lange halten. Dann sollte man mindestens einen Tag lang die Punkte nicht mehr reizen, danach kann man die Behandlung wiederholen.

Klopfmassage an Kg 17: Schon Tarzan hat es uns vorgemacht – das Beklopfen des Thymuspunktes vor anstrengenden

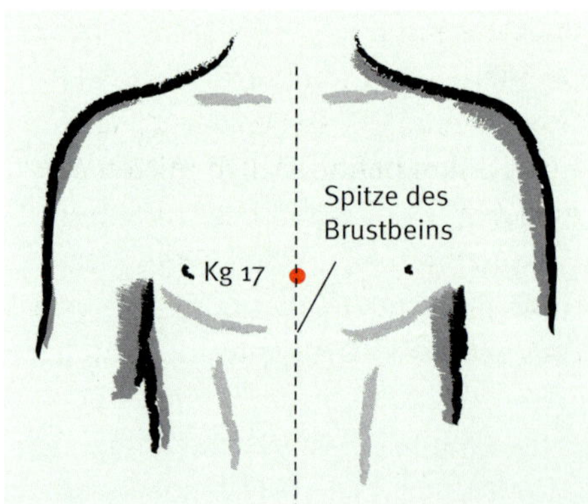

Vorhaben. Zwischen den Brustwarzen etwa in der Mitte des Brustbeins befindet sich der Akupunkturpunkt Kg 17. Dieser Punkt birgt viele Qualitäten. Sie finden ihn in diesem Buch auch schon als „Meisterpunkt der Atemwege“ auf Seite 61. Das Beklopfen dieses Punktes führt zur Verbesserung der Willenskraft und der Entschlussfreudigkeit und steigert die Abwehrkräfte – im übertragenen Sinne auch die Abwehr von Impulsen, die man bekämpfen möchte.

Die Elektroakupunktur an diesem Punkt ist ebenfalls möglich. Hierfür stellt man das Gerät auf eine sehr kleine Intensität und stimuliert den Punkt für etwa eine Minute. Das kann man mehrmals am Tag wiederholen. Es bewährt sich, diese Behandlung anfangs öfter durchzuführen, etwa bis zu dreimal am Tag, später dann nur noch einmal am Tag. Im Laufe eines Monats reduziert man diese Behandlungen von dreimal pro Woche auf einmal pro Woche.

„Vier kluge Götter“: Weitere Akupunkturpunkte sind als die „vier klugen Götter“ bekannt – siehe auch Seite 87. Diese Punkte befinden sich mitten auf dem Kopf. Klopfen Sie leicht mit den Fingerkuppen auf diese Punkte oder streichen Sie mit einem oder mehreren Fingern kreisförmig über diese Punkte.

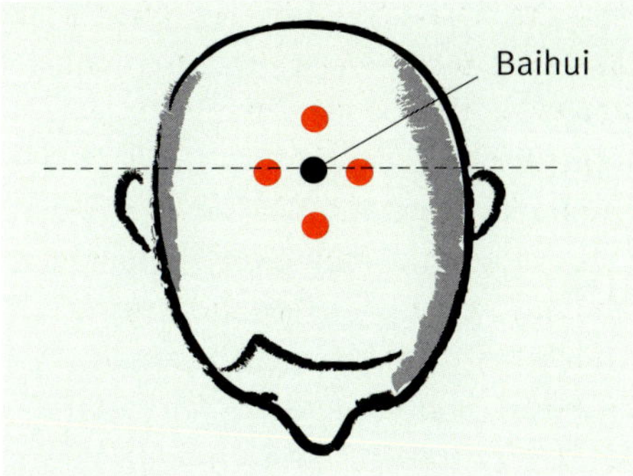

Ergänzende Maßnahmen

Willen stärken: Man sagt nicht umsonst „der Geist ist willig, das Fleisch ist schwach“. Nicht immer hat man im Leben genügend Kraft, um sich so zu verhalten, wie es vernünftig wäre. Maßnahmen, die den Körper kräftigen sind hier sehr sinnvoll – siehe auch Müdigkeitssyndrom, Seite 66.

Präparate: Zur Stärkung verhilft auch ein Arzneimittel mit Mineralien, Vitaminen und Pflanzenextrakten, das vigodana uno. Hierfür nimmt man täglich morgens eine Tablette ein und wird sich schon nach etwa einer Woche viel besser und kräftiger fühlen. Daneben verbessert es die geistige und körperliche Beweglichkeit.

Psychotherapie unter fachlicher Anleitung hat schon manchem geholfen. Dabei muss man unter Umständen allerdings eine Weile suchen, bevor man den Therapeuten gefunden hat, mit dem man stimmig zusammenarbeiten kann.

Tinnitus

Unter Tinnitus versteht man Ohrgeräusche, auch Ohrensausen genannt. Dabei empfindet der Patient ein unangenehmes Geräusch in einem oder in beiden Ohren, aber auch im Kopf. Der Geräuschcharakter kann unterschiedlich sein: laut oder leise, mit höheren oder tieferen Tönen und als Rauschen, Säuseln oder Pfeifen wahrgenommen werden. Ohrgeräusche können von selbst wieder verschwinden, wenn sie noch nicht lange bestehen. Erst, wenn der Tinnitus schon über einige Monate oder gar über Jahre hinweg anhält, sind die Heilungschancen eher schlecht. In einigen Fällen kann man mit Akupunktur und auch anderen Naturheilverfahren noch helfen. Auch Selbstbehandlung ist möglich. Die Erfolge halten sich in Grenzen, aber einen Versuch ist es wert, denn oft verbessert bereits eine Verminderung der Ohrgeräusche die Lebensqualität.

Ursachen

Tinnitus kann sowohl bei Erschöpfung als auch bei Überanstrengung auftreten. Auch eine Überlastung des Hörsinnes kann Tinnitus hervorrufen, wenn zu lange zu lauter Schall ertragen werden muss. Zum Teil leiden Patienten unter Tinnitus, wenn im äußeren Gehörgang die Produktion von Ohrenschmalz die Durchlässigkeit für den Schall zu sehr behindert. Versuchen Sie aber bitte nie, Ihre Ohren mit Ohrenstäbchen zu reinigen. Damit pressen Sie das Ohrenschmalz nur zusammen und erzeugen so einen Pfropfen vor dem Trommelfell, der nur noch vom Ohrenarzt durch Ausspülen der Ohren zu entfernen ist.

In der Sichtweise der Traditionellen Chinesischen Medizin wird das Ohr durch die Leitbahnen von Niere und Leber beeinflusst. Bei der Behandlung wird zwischen Nierenschwächetyp und Leberfülletyp unterschieden:

- Beim Nierentinnitus ist die Nierenleitbahn meist geschwächt. Beim Nierenschwächetyp hat der Patient meist weniger auffällige Symptome, seine Ohrgeräusche sind gleichmäßiger und werden besonders nachts deutlicher wahrgenommen, wenn keine Nebengeräusche ablenken.
- Die Leberleitbahn ist an Ohrgeräuschen beteiligt, wenn in der Leitbahn Füllesymptome vorliegen. Das geht meist auch mit innerer Unruhe einher und wird durch Stressfaktoren verschlechtert. Der Lebertinnitus ist gekennzeichnet durch Veränderungen des Ohrgeräusches: Die Lautstärke und die Tonhöhe variieren, der Tinnitus kann auch Pausen haben und dann unerwartet wieder auftreten.

Wann zum Arzt?

Zur Abklärung der Ursache von Ohrgeräuschen sollte auf jeden Fall ein Facharzt aufgesucht werden. Da beim akuten Tinnitus die Prognose sehr gut ist, sollten Sie möglichst frühzeitig den Arzt aufsuchen, wenn Sie ein Ohrgeräusch bemerken. Ohrgeräusche können auch Symptom von ernst zu nehmenden und gut mit Schulmedizin zu behandelnden Krankheiten sein, wie es beispielsweise beim akuten Hörsturz der Fall ist.

TCM-Methoden

Niere 1 (Nierenschwächetyp): Mit Moxibustion unter dem Fuß lässt sich die Nierenfunktion verbessern. Dazu brechen Sie von einer Moxazigarre ein Stückchen von etwa vier Zentimeter Länge ab und zünden es auf einem feuerfesten Tellerchen an, so dass es glüht. Setzen Sie sich auf einen Stuhl und halten Sie den unbekleideten Fuß mit dem Punkt Ni 1 über das glühende Moxastückchen, bis Sie eine angenehme Wärme verspüren. Nach etwa einer Minute wird der Fuß gewechselt. Man führt diese Moxibustion täglich etwa für zehn Minuten durch und wechselt dabei immer wieder den Fuß.

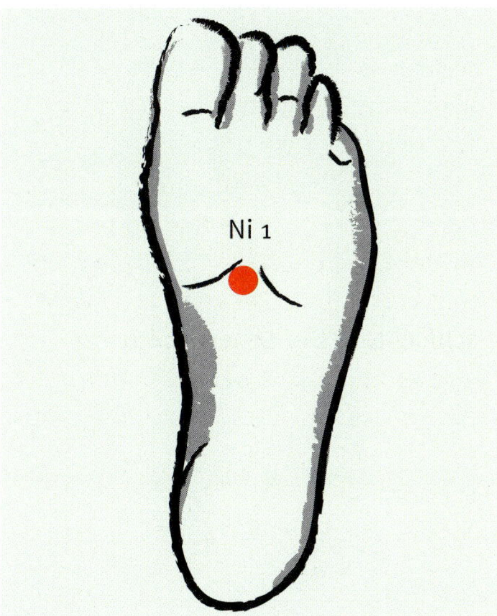

Der Punkt Niere 1 ist der einzige Akupunkturpunkt von allen Hauptleitbahnen des Körpers, der *unter* dem Fuß gelegen ist. Er hat ständig Verbindung mit der Erde, aus der nach Auffassung der Traditionellen Chinesischen Medizin viel Energie gewonnen wird. Die Energie in der Nierenleitbahn ist die ursprünglichste aller Energien, die den Körper versorgen. Es ist relativ schwer, diese Energieform zu verbessern, wenn sie erst einmal stark vermindert ist.

Leber 2 und Leber 3 (Leberfülletyp): Die Leberleitbahn wird energetisch durch die Akupunkturpunkte Leber 2 und Leber 3 beruhigt. Diese befinden sich am Fuß zwischen dem zweiten und dem dritten Mittelfußknochen. Leber 2 ist etwa einen Zentimeter von der Schwimmhaut zwischen den Zehen entfernt, Leber 3 liegt weiter Richtung Fußgelenk auf dem Fußrücken. Die Moxibustion an Le 2 und 3 wird nur kurz

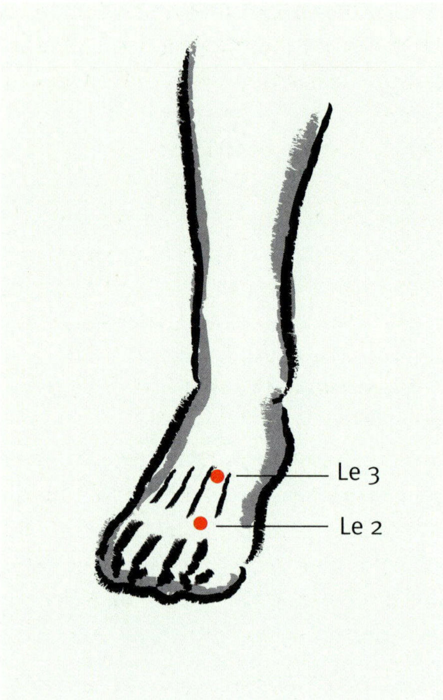

durchgeführt, etwa für eine Minute werden die Punkte jeweils einzeln erwärmt. Man kann das täglich wiederholen. Auch Druckkügelchenpflaster oder Magnetkügelchen werden zur Stimulation dieser Punkte eingesetzt und für mindestens zwei Stunden belassen. Maximal können sie bis zu zehn Tage angewendet werden, wenn sie keine Probleme machen. Beachten Sie, dass sich die Stellen unter dem Pflaster entzünden können. Hitze, Rötung, Schwellung und Schmerzen sind Entzündungszeichen.

Magen 36: Da Tinnituspatienten zum Teil sehr unter den Ohrengeräuschen leiden, wird häufig auch die Psyche in Mitleidenschaft gezogen. Ein guter Akupunkturpunkt, der für „göttlichen Gleichmut" sorgt, ist der Punkt Ma 36 am Unterschenkel in der Nähe des Kniegelenks. Die Moxibustion an Ma 36 ist gut mit der Moxazigarre durchzuführen – einmal täglich fünf Minuten lang. Die Druckkügelchenpflaster und die Magnetkügelchen werden für mindestens zwei Stunden belassen, maximal zehn Tage, solange keine Entzündungszeichen auftreten wie Hitze, Rötung, Schwellung und Schmerzen.

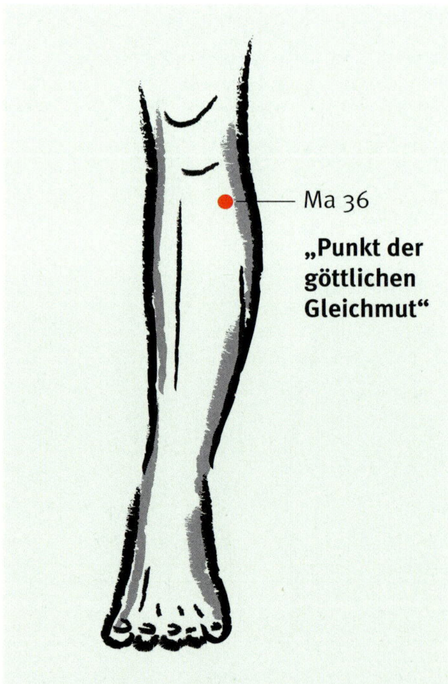

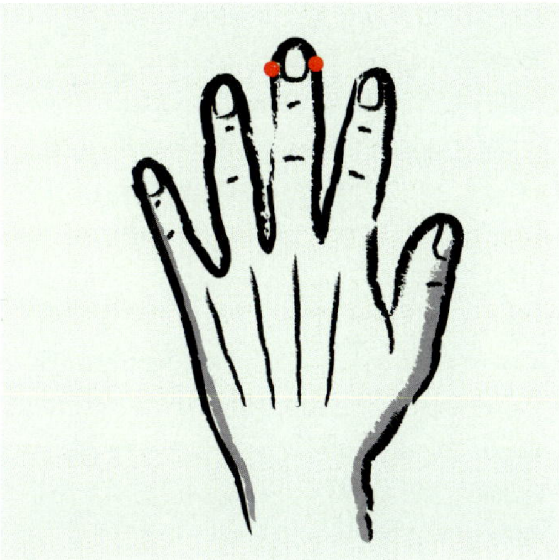

Akupressur: Nach der koreanischen Handakupunktur Sooji chim befindet sich die Reflexzone für das Ohr seitlich am Mittelfingerendglied jeder Hand. Diesen Bereich kann man durch Mikromassage, beispielsweise mit dem Fingernagel, aber auch mit Druckkügelchenpflastern oder mit Magnetkügelchen stimulieren. Das verbessert die Energetik am Ohr. Zur Mikromassage nutzen Sie am besten den Daumennagel und den Nagel des Mittelfingers der anderen Hand. Umfassen Sie wie mit einer Zange das Mittelfingerendglied der anderen Hand und massieren dort mit leichtem Druck hin und her, immer in Längsrichtung des Fingers. Die Druckkügelchenpflaster und auch die Magnetkügelchen werden etwa in der Mitte der beiden seitlichen Ränder des Mittelfingerendgliedes aufgeklebt. Leider halten sie dort meist nicht sehr lange. Falls sie sich lösen, dann kann man nach etwa zwölf Stunden erneut weitere Kügelchen aufkleben. Entfernen müssen Sie die Pflaster, wenn Sie mit Unverträglichkeitserscheinungen oder mit Entzündungszeichen reagieren.

Ohrkerze: Für die Selbstbehandlung hat sich die Ohrkerze bewährt. Die Ohrkerze ist ein zylindrisches hohles Wachsröhrchen, welches in den äußeren Gehörgang eingeführt und angezündet wird. Am unteren Ende ist in der Ohrkerze ein metallischer Streifen, beispielsweise Aluminium, eingefügt, daher erlischt die Flamme, sobald sie in der hohlen Kerze in die Nähe des Ohres gelangt. Die Flamme und der Hohlraum in der Kerze führen zu einem Schorn-

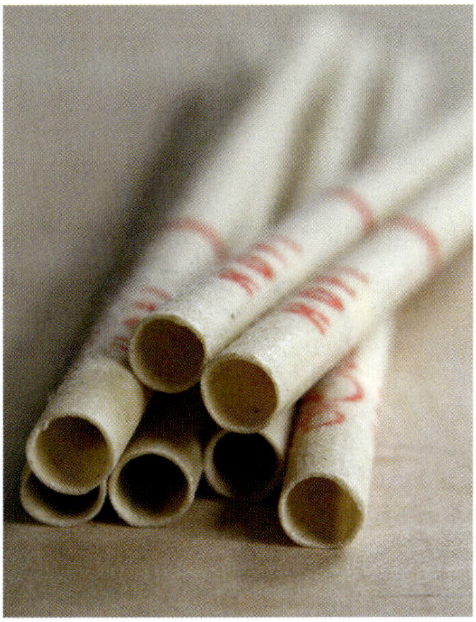

Ohrkerzen

steineffekt, der im äußeren Gehörgang einen Sog auslöst. Daher ist nach der Anwendung von Ohrkerzen teilweise auch die Ansammlung von Ohrenschmalz im Gehörgang vermindert.

Die Ohrkerze hinterlässt am Ohr ein angenehmes wärmendes Gefühl. Da das Ohr und die Niere nach chinesischer Philosophie mit der ursprünglichsten Energie verbunden sind, erlebt man nach beidseitigen Ohrenkerzen auch immer wieder eine Verbesserung des Allgemeinbefindens und fühlt sich insgesamt kräftiger.

Ergänzende Maßnahmen

Viel trinken: Die Nierenleitbahn wird energetisch durch reichliches Trinken verbessert. Mindestens zwei Liter am Tag sind wünschenswert. Bevorzugen Sie kohlensäurefreies Wasser, auch Leitungswasser ist geeignet.

Stärkung der Psyche: Bei unseren Tinnituspatienten hat sich das Mittel dysto-loges S sehr bewährt. Durch die Einnahme wächst einem sozusagen ein dickeres Fell, es ist, als ob die Psyche eine Hornhaut bekommt und man weniger angreifbar für Stress wird. Auch wir als Therapeuten stärken mit diesem Mittel immer wieder unsere psychische Belastbarkeit.

Ohrenspülung: Manchmal werden die Ohrgeräusche schon günstig beeinflusst oder sogar beseitigt, wenn man sich von einem Ohrenarzt die Ohren ausspülen lässt.

Entspannung der Halswirbelsäule: Auch die Halswirbelsäule hat bei muskulären Verspannungen einen Einfluss auf Ohrengeräusche. Daher ist es oft auch sehr vorteilhaft, diese Muskelgruppen zu entlasten. Die Muskulatur der Halswirbelsäule wird auch entspannt, wenn Sie versuchen, den Kopf sehr weit nach oben zu strecken, so, als ob Sie größer würden. Danach ziehen Sie den Kopf ein, ganz zwischen die Schultern. Der Wechsel dieser beiden Bewegungen entlastet die Muskulatur der Halswirbelsäule.

ÜBUNG

Entspannung der Halswirbelsäule

Wenn Sie in bestimmten Körperregionen eine verminderte Beweglichkeit bemerken, können Sie mit der folgenden einfachen Übung die dafür verantwortliche verspannte Muskulatur entlasten. Wenn Sie beispielsweise den Kopf nicht genügend nach links bewegen können, dann drehen Sie ihn zunächst genau so weit nach links, wie dies ohne Schmerzen möglich ist.

Drücken Sie nun den Kopf gegen die Hand leicht in die Gegenrichtung, also nach rechts. Dabei sollten Sie keine wirkliche Bewegung ausführen, nur eben leichten Druck ausüben. Atmen Sie tief ein und halten Sie den Atem für einige Sekunden an. Schauen Sie auch mit den Augen nach rechts, drücken Sie die Zunge nach oben an den Gaumen und verharren Sie so lange, wie Sie noch gut die Luft anhalten können.

Danach lockern Sie allen Druck, lösen die Zunge, schauen nach unten und entspannen mit zwei, drei ruhigen Atemzügen. Diese Übung wird noch zweimal wiederholt. Beim letzten Mal schauen Sie allerdings nicht nach unten, sondern in die vorher eingeschränkte Richtung, in diesem Beispiel also nach links. Dabei bewegen Sie den Kopf so weit wie möglich in die schmerzhafte Richtung. Sie werden merken, dass es schon ein wenig besser geht. Diese Übung können und sollen Sie so oft und so lange wiederholen, wie Sie spüren, dass es Ihnen gut bekommt.

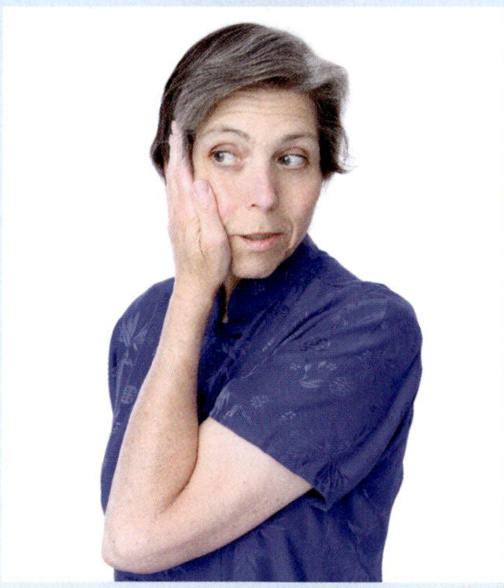

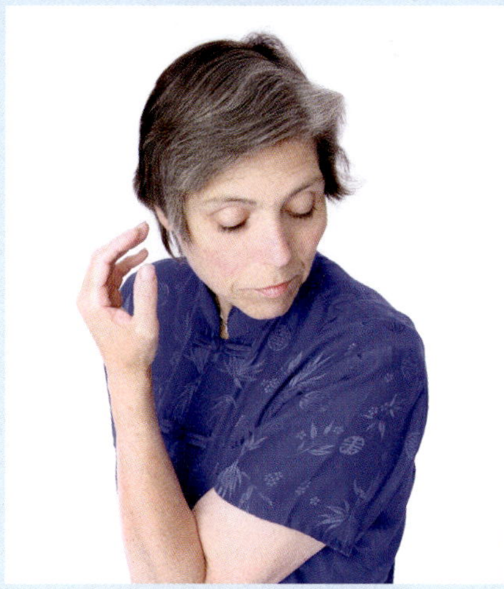

Übelkeit und Erbrechen

Wie bei den Symptomen Durchfall und Bauchschmerzen handelt es sich auch bei Übelkeit und Erbrechen nur um Krankheitszeichen, aber nicht um eine eigenständige Krankheit. Man fühlt sich elend, schwach und eventuell auch schwindelig. Bei starker Ausprägung kommt es zu Würgereiz und Erbrechen.

Ursachen

- Das Gefühl der Übelkeit entsteht, wenn im Körper der beruhigende Anteil des vegetativen (unbewussten) Nervensystems zu stark gereizt wird: Die beiden Bereiche des unbewussten Nervensystems sind der aktivierende Sympathikus und der beruhigende Parasympathikus. Den Sympathikus braucht man, um wach und arbeitsfähig zu sein, der Parasympathikus ist für die nötigen Ruhe- und Entspannungsphasen zuständig. Einer der wichtigsten Nerven des parasympathischen Anteils ist der Nervus vagus. Ist er gereizt, entsteht Übelkeit.
- Ein zu niedriger Blutdruck kann mit Unwohlsein bis zu Übelkeit verbunden sein.
- Eine zu starke Reizung des Gleichgewichtsorgans im Innenohr – beispielsweise durch eine Schiffsreise – kann ebenfalls Übelkeit auslösen (Seekrankheit).
- Übelkeit bis zum Erbrechen kann von Seiten des Magens ausgelöst werden, beispielsweise bei Unverträglichkeitsreaktionen auf Nahrungsmittel oder als Zeichen von Überlastung bei zu reichhaltigem Essen („verdorbener Magen").
- Die Psyche – beispielsweise ein starkes Ekelgefühl – kann ebenfalls Übelkeit bis zum Erbrechen herbeiführen.
- Übelkeit und Erbrechen können auch Frühsymptome einer inneren Erkrankung der Verdauungsorgane sein, beispielsweise einer Gallenkolik.

Wann zum Arzt?

Suchen Sie den Arzt auf, wenn die Übelkeit unerklärlich ist, sie mehr als zwei Tage anhält oder wenn noch andere Krankheitszeichen hinzukommen, wie Schmerzen, Seh- und Bewusstseinsstörungen oder Fieber.

TCM-Methoden

Antiemetischer Punkt: Wenn Sie öfter unter Übelkeit leiden, können Sie mit Moxibustion vorbeugen und lindern. Dabei wird der antiemetische Punkt genutzt. Er befindet sich auf dem Brustkorb etwas unterhalb der Grube über dem Brustbein. Sie können die Moxazigarre nutzen, um den Punkt täglich für etwa zehn Minuten zu erwärmen.

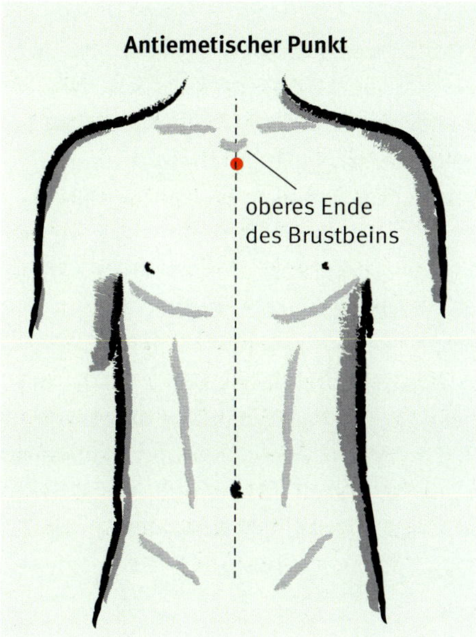

Diese Behandlung kann man am Tag bis zu dreimal wiederholen. Sie können aber auch ein Stückchen Moxapflaster auf diesen Punkt kleben. Das Moxapflaster kann bis zu etwa drei Tagen belassen werden.

Auch bei plötzlich auftretender Übelkeit, beispielsweise Reiseübelkeit, bewährt sich die Stimulation dieses Punktes sehr: Drücken Sie fest mit einem Fingernagel die Haut gegen den darunter liegenden Knochen des Brustbeines. Man drückt ca. drei Minuten lang und kann das im Abstand von zehn Minuten wiederholen, auch mehrfach. Oft hilft das schon zusammen mit tiefem Durchatmen. Nach etwa dreimaliger Wiederholung sollte es geholfen haben – wenn nicht, spricht Ihr Körper zu diesem Zeitpunkt nicht auf diese Stimulation an und Sie können Ihre Bemühungen aufgeben.

Pericard 6: Auf der Innenseite des Unterarms befindet sich ein weiterer guter Punkt gegen Übelkeit, Würgereiz und Erbrechen. Er liegt etwa zwei Daumenbreiten von der Handgelenksbeugefalte entfernt, genau zwischen zwei deutlichen Sehnen des Unterarmes. Diese treten noch deutlicher hervor, wenn Sie Ihren Daumen und den kleinen Finger zusammenpressen. Am Punkt Pe 6 kann man Akupressur und auch Moxibustion anwenden. Bei der Akupressur wird der Punkt etwa fünf Minuten lang behandelt. Man kann die Behandlung nach ca. zehn Minuten wiederholen, meist reicht es aus, etwa dreimal zu akupressieren.

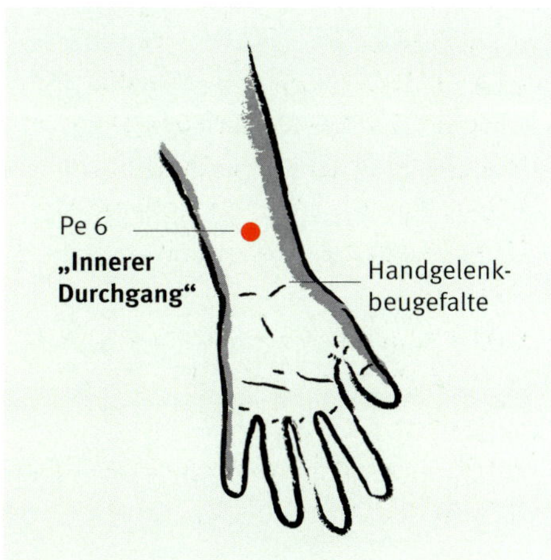

Die Moxibustion am Punkt Pe 6 führt man am besten mit der Moxazigarre durch. Für drei bis fünf Minuten wird der Punkt erwärmt. Wenn die Übelkeit bei einer Reise auftritt, macht man am besten eine Pause, denn es ist ungünstig, diese Moxibustion in einem fahrenden PKW durchzuführen. Außerdem müssen dann nicht alle Mitfahrer an der Geruchsentwicklung teilhaben …

Der Punkt Pe 6 liegt auf der Pericardleitbahn im Körper. Sie wird auch als Kreislaufleitbahn bezeichnet und ist unter anderem für die Durchblutung zuständig. In der chinesischen Sprache heißt der Punkt Pericard 6 übersetzt „innerer Durchgang“. Als Durchgang zum Inneren beeinflusst er die Psyche, denn seine Aktivierung beruhigt und lässt wieder Gelassenheit entstehen. Außerdem öffnet seine Aktivierung auch noch einen der Wundermeridiane, den Yin-Wei-Mei, das Erhaltungsgefäß des Yin (siehe Seite 13). Durch diesen Wundermeridian wird der Bereich des vorderen Brustkorbs und des Bauchraums energetisch ausgeglichen, indem fehlende Energie bereitgestellt, aber auch gestaute Energie abgeleitet wird.

- Den Punkt Pe 6 kann man sehr erfolgreich bei Schwangerschaftserbrechen einsetzen. Dazu ist es allerdings sinnvoll, ihn wenigstens einige Male mit Nadeln akupunktieren zu lassen.

Magen 36: Ein weiterer guter Universalpunkt liegt auf dem Unterschenkel, auf der vorderen Außenseite, etwa eine Handbreite (ohne Daumen) vom Kniegelenksspalt nach unten entfernt. Man findet den Punkt direkt neben einer Unebenheit auf dem Schienbein, wo die Kniescheibensehne von oben im Schienbeinknochen angewachsen ist. Etwa eine Daumenbreite daneben ist dieser wirksame aufbauende Punkt. In der chinesischen Sprache heißt er übersetzt der 3-Meilen-Punkt, weil er zusätzliche Kraft vermittelt. Man nennt ihn auch noch „Punkt der göttlichen Gleichmut“, weil er einen unruhigen Geist beruhigt.

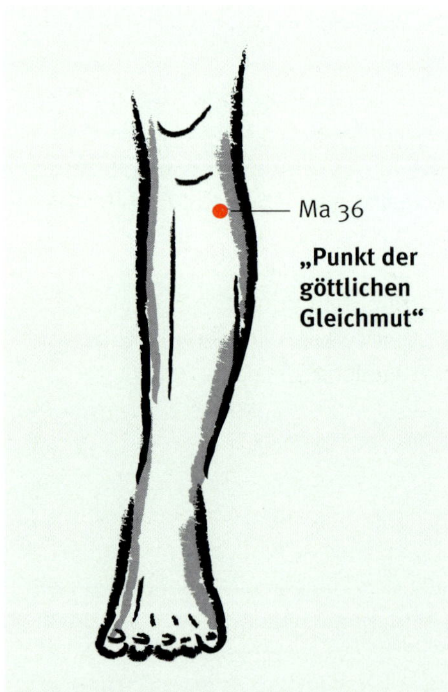

Dieser beruhigende Einfluss ist besonders auch bei solchen Erkrankungen erfolgreich, die mit dem Verdauungssystem zu tun haben. So hilft Ma 36 ganz besonders bei Übelkeit, die im Zusammenhang mit der Ernährung auftritt, wenn also etwas nicht vertragen wurde. Auch nach zu üppigem Alkoholkonsum (Kater) ist Ma 36 ein erfolgreicher Punkt, um das Wohlbefinden wiederherzustellen oder zumindest die Übelkeit zu beseitigen.

Man kann an diesem Punkt sowohl Akupressur als auch Moxibustion einsetzen. Bei der Akupressur wird der Punkt etwa fünf Minuten mit den Fingerkuppen massiert. Wenn man danach noch keinerlei Linderung verspürt, spricht der Körper nicht auf die Akupressur an. Die Moxibustion wird ebenfalls für etwa fünf Minuten mit der Moxazigarre ausgeübt. Wenn man Linderung verspürt, aber noch Beschwerden hat, kann man die Behandlung auch auf zehn Minuten ausdehnen. Beide Methoden kann man etwa fünfmal am Tag wiederholen.

- Die Moxibustion darf nicht durchgeführt werden, wenn Fieber besteht.

Die Akupunkturpunkte Pe 6 und Ma 36 können Sie auch mit einem Elektroakupunkturgerät stimulieren und damit die Übelkeit lindern.

Ergänzende Maßnahmen

- Nehmen Sie die Signale Ihres Körpers ernst, wenn er durch Unwohlsein signalisiert, dass er nicht mehr im Gleichgewicht ist.
- Achten Sie auf Ruhe und ausreichenden Schlaf.
- Lassen Sie Ihren Blutdruck regelmäßig kontrollieren, um zu wissen, wann Sie durch zu niedrige oder zu hohe Werte gefährdet sind.
- Beachten Sie bei der Ernährung ihre individuellen Verträglichkeiten und mäßigen Sie sich bei Genussgiften wie Alkohol und Tabak.
- Bei Übelkeit hilft meist das Mittel Nausyn sehr gut, das man bei Bedarf lutschen kann. Allerdings schmeckt es sehr gewöhnungsbedürftig und Kinder mögen es meist gar nicht. Dennoch hilft bereits die kleinste Menge davon meist erstaunlich schnell und lindert Übelkeit und Brechreiz.

Übergewicht

Übergewicht, besonders langjähriges, ist für den Betroffenen meist eine schlimme Erfahrung. Oft haben Patienten seit Jahren einen leidgeprüften Weg hinter sich. Sie haben schon alles versucht, haben viel Geld für schnelle, aber auf Dauer erfolglose angebliche Wundermethoden ausgegeben, haben viel abgenommen und meist mindestens ebenso viel wieder zugenommen. Trotzdem werden sie im Laufe der Zeit immer dicker und verzweifeln mehr und mehr. Leider reagieren viele mit Unverständnis, wenn die Betroffenen es nicht schaffen, dünner zu werden oder ihr Gewicht zu halten, wenn sie einmal abgenommen hatten. Viele Ratschläge – auch solche, die gut gemeint sind – werden wie Schläge, wie Demütigungen empfunden und frustrieren die Betroffenen nur noch mehr. Viele von uns kennen diese Erfahrungen am eigenen Leib. Auch hier kann ich niemandem ein einfaches Universalrezept geben. Aber eines ist sicher: Beim Abnehmen gibt es ein Geheimnis, das Sie beherzigen müssen:

- Nur wenn Sie es wirklich wollen, können Sie langfristig ihr Wohlfühlgewicht erreichen. Hierbei sollte es nicht um Normwerte und um Rekorde beim Abnehmen gehen, sondern um Wohlfühlen und Gesundheit.

Das Geheimnis für den Erfolg ist, dass man es eben auch selbst tun muss. Immer wieder muss man neu anfangen, sich immer wieder Fehlschläge verzeihen, und manch einer merkt schnell, dass unglücklich abgehungerte Kilos letztendlich bald wieder da sind. Jede Hilfestellung, die für Sie ein gesundes Abnehmen auf Dauer ermöglicht, sollten Sie annehmen. Es geht darum, dass Sie Ihre Essgewohnheiten auf lange Sicht umstellen, ebenso, dass Sie die Häufigkeit von Bewegung erhöhen.

Als Betroffener werden Sie zum Thema Ernährung sowieso schon ein Spezialist sein und sich mit allen Empfehlungen auskennen. Bücher über gesunde Ernährung gibt es genug, Möglichkeiten zur körperlichen Bewegung ebenfalls. Fangen Sie heute an, das alles zu nutzen und Ihr Leben umzustellen. Einige Fallen, die auf Ihrem Weg zum Idealgewicht auftreten und Ihnen den Rückfall in eine ungesunde und dick machende Lebensweise vorprogrammieren, können Sie vermeiden.

Ursachen

Übergewicht kann zwar teilweise auf erblicher Veranlagung beruhen, meist entsteht es jedoch aufgrund von falschen Essgewohnheiten. Um Gewohnheiten zu ändern braucht es viele Jahre.

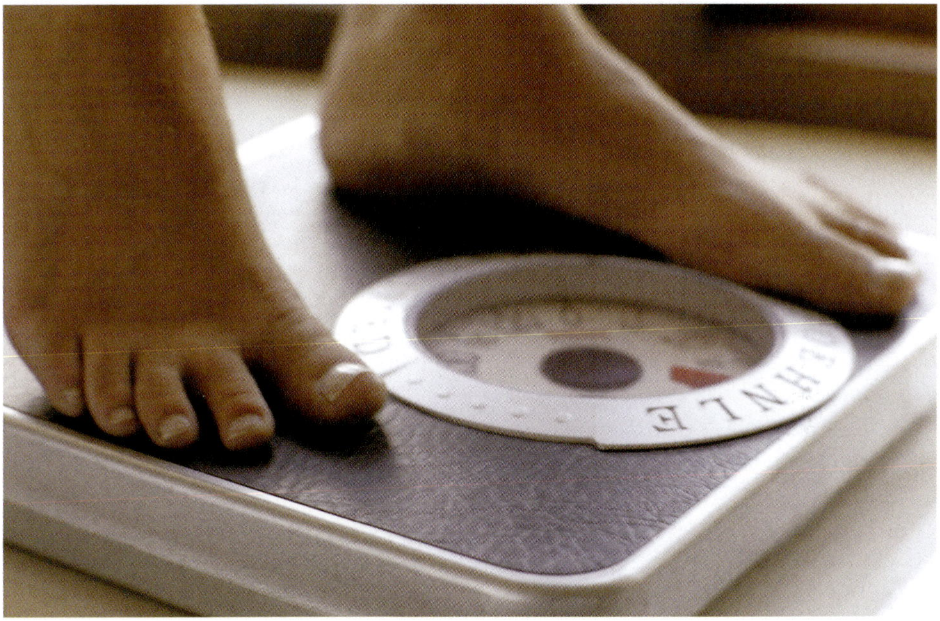

Dauerhaft abnehmen kann man nur, wenn man seine Essgewohnheiten auf lange Sicht ändert.

Und doch beginnt auch der weiteste Weg mit dem ersten Schritt.

Übergewicht besteht auch aufgrund von Suchtkomponenten – Esssucht, Sucht nach dem Verzehr von übermäßig großen Mengen oder nach Süßigkeiten. Mancher, der abnehmen will, merkt, dass er nie wirklich satt wird und ständig Hunger leidet. Das kann daher kommen, dass der Körper einen Mangel an Nähr- und Vitalstoffen hat. Er bekommt zwar jede Menge Kalorien, die er schon mal speichert – was man hat, das hat man –, aber an lebensnotwendigen Nährstoffen kann dennoch Mangel herrschen. Und so lange wird auch der Körper weiterhin signalisieren: Gib mir noch mehr, es war noch nicht genug von dem dabei, was ich wirklich brauche. Und der Hunger wird nicht weniger.

Wann zum Arzt?

Übergewicht ist nicht nur ein kosmetisches Problem. Meist entsteht es über einen langen Zeitraum hinweg und man gewöhnt sich dabei an viele Probleme, die sich mit dem Übergewicht zusammen einstellen, beispielsweise aufgrund der Überlastung von Gelenken. Sie sollten in jedem Fall den Arzt aufsuchen, wenn Sie innerhalb von einem halben Jahr ohne erkennbaren Grund mehr als fünf Kilo zugenommen haben. Es könnte an Wassereinlagerungen, an Hormonproblemen oder an anderen Dingen liegen, die ein Arzt feststellen kann und bei denen Ihnen vielleicht schnell und einfach geholfen werden kann. Auch wenn Sie trotz eiserner Disziplin bei einer Diät über viele Wochen kein Gramm Gewicht verlieren, dann suchen Sie bitte Ihren Arzt auf, um abzuklären, wo Ihr Stoffwechsel aus dem Gleichgewicht geraten ist.

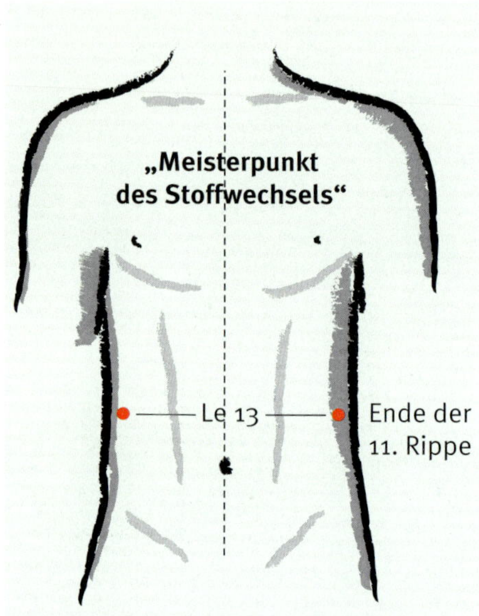

TCM-Methoden

Leber 13: Ein wichtiger Punkt, um den Stoffwechsel anzuregen, ist Le 13. Man bezeichnet diesen Punkt auch als den „Meisterpunkt des Stoffwechsels“. Den Punkt finden Sie seitlich am Körper, indem Sie den Rippenbogen oberhalb der Bauchhöhe entlangfahren. Hier ertasten Sie seitlich am Körper eine kleine Stufe, das frei in die Bauchwand ragende Ende der elften Rippe. Die Erwärmung dieses Punktes führt zu besserem Stoffumsatz und kann den gefürchteten Jojo-Effekt vermeiden helfen. Mit der Moxazigarre können Sie den Punkt für etwa fünf Minuten erwärmen, bis die Haut an dieser Stelle leicht gerötet wird. Sie können das täglich wiederholen.

Zur Anregung des Stoffwechsels und zur Steigerung des Kalorienverbrauchs kann man diesen Punkt, der auch als Meisterpunkt der Yin-Organe und Yin-Funktionskreise bekannt ist, durch Massage stimulieren. Dazu drücken Sie mit einer Fingerkuppe auf das freie Ende der elften Rippe und halten den Druck für etwa fünf Sekunden, lassen dann für etwa fünf Sekunden etwas Druck nach und drücken dann wieder fester. Der Wechsel von Druck und Entlastung führt zu einer pulsierenden Stimulation dieses Punktes. Halten Sie das ungefähr fünf Minuten durch und wiederholen Sie es bis zu dreimal am Tag. Einmal am Tag mindestens sollten Sie diesen Punkt stimulieren, wenn Sie dauerhaft abnehmen möchten.

Die Stimulation können Sie auch mit Druckkügelchenpflastern oder Magnetkügelchen erzielen. Die Pflaster werden genau auf den Punkt geklebt und dort für mindestens zwei Stunden belassen, wenn Sie es gut vertragen auch für etwa eine Woche. Danach sollte das Pflaster entfernt werden. Nach zwölf Stunden können Sie an der gleichen Stelle wieder ein Pflaster kleben.

Massage von Dreifacher Erwärmer 3: Die Akupunktur dieses Punktes hilft häufig beim Abnehmen und Sie können diese Erfolge erhalten und verbessern, indem Sie den Punkt auch noch durch Massage stimulieren. Das verbessert den Stoffwechsel und verhindert, dass Ihr Kalorienverbrauch beim Abnehmen zu sehr sinkt, wie das oft der Fall ist. Der Punkt befindet sich auf dem Handrücken zwischen den Mittelhandknochen des Ringfingers und des kleinen

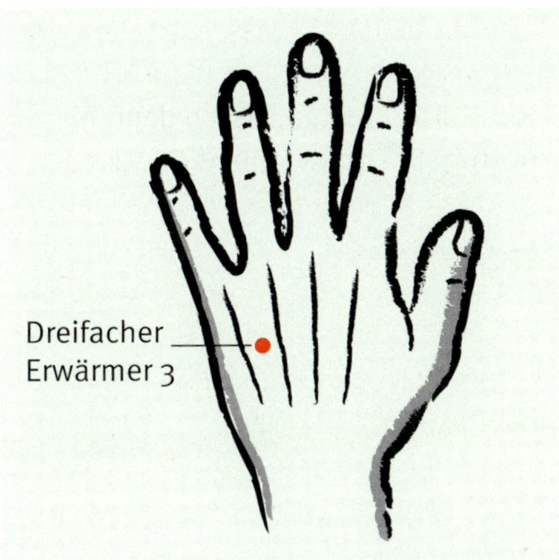

Fingers, beim einen mehr Richtung Handgelenk, beim anderen aber auch mehr Richtung Fingergelenke. Den für Sie richtigen Punkt finden Sie durch das Erfühlen einer kleinen Kuhle an der richtigen Stelle oder ein vermehrtes Gefühl von Druckschmerzhaftigkeit. Massieren Sie diese Stelle immer wieder im Laufe des Tages.

Akupunktur kann manchem bei der Gewichtsregulation helfen. Die Nadelakupunktur an bestimmten Ohr- und auch Körper-Akupunkturpunkten ist oft sehr erfolgreich. Sie können diese Erfolge erhalten und verbessern, indem Sie diese Punkte durch Massage stimulieren, beispielsweise den Dreifachen Erwärmer 3.

Ergänzende Maßnahmen

Typgerechte Ernährung ist eine ideale Möglichkeit, aus der Nahrung genau die Energie zu beziehen, um fit und beweglich zu sein, aber nicht von Hungerattacken gequält zu werden. Eine Möglichkeit zur Feststellung des Stoffwechseltyps, des Verbrennungstyps, des Drüsentyps – kurz: der individuellen Bedürfnisse bei der Nahrungszusammensetzung bietet das Metabolic Typing (Typisierung des Stoffwechsels) als Ernährungs-Verträglichkeits-Analyse (EVA-Test). Wir machen gute Erfahrungen damit. Adressen von Therapeuten in Ihrer Nähe, die das Metabolic Typing durchführen, bietet die Firma Horisan GmbH, Telefon: 0281/300 287 2.

In sich hineinhören: Achten Sie beim Abnehmen immer darauf, dass Sie keinen Hunger leiden. Wählen Sie Methoden, die Sie über längere Zeit durchhalten können. Versuchen Sie mit Feinfühligkeit und Wohlwollen, die Bedürfnisse Ihres Körpers zu erspüren, die wirklich zum Leben notwendig sind.

Elementeernährung: Ein erhöhter Energieumsatz hilft beim Abnehmen. Dazu verhelfen Nahrungsmittel, die zum Feuerelement gehören, beispielsweise rote und scharfe Lebensmittel sowie alles, was erhitzt wurde.

Wenn Übergewicht jedoch durch vermehrte Esslust und Gier entstanden ist, muss das Feuerelement gedämpft werden, und zwar durch das Wasser. Zum Wasserelement zählen Fische, Meerestiere sowie stark wasserhaltige Lebensmittel wie Salat oder Gurken.

Auch ein starkes Erdelement dämpft die Esslust. Nahrungsmittel, die zum Erdelement zählen, sind solche, die unter der Erdoberfläche gewachsen sind, also alle Arten von Wurzeln, Karotten und Kartoffeln sowie alle Lebensmittel von natürlich gelber Farbe, wie einige Früchte. So stärken Sie mit dem Element Erde auch Ihre Mitte.

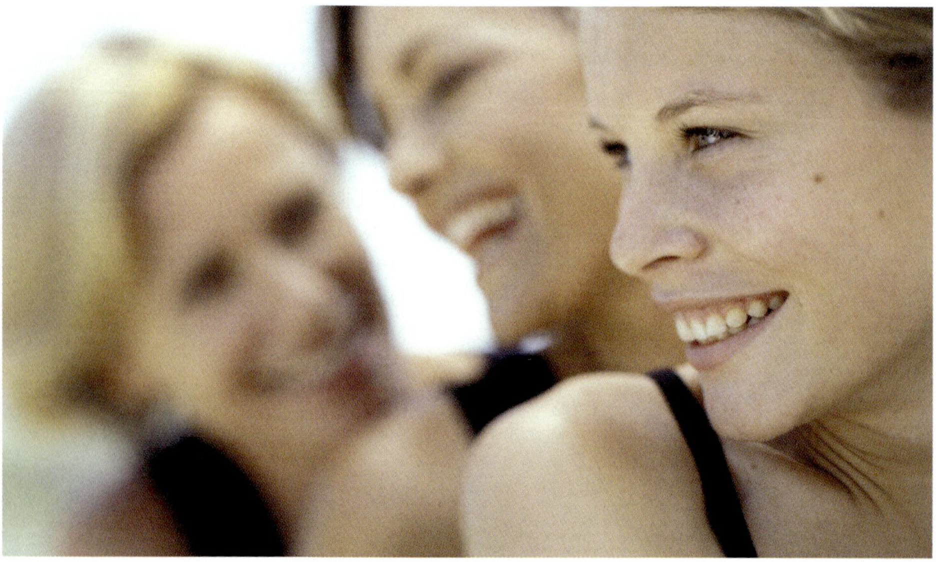

Eine optimal an den Typ angepasste Ernährung verhilft zu Wohlbefinden und schützt vor Gewichtszunahme.

Weibliche Hormonstörungen, Menstruationsprobleme

Jede Frau weiß aufgrund des weiblichen Zyklus, wie sehr die Hormone auf die Stimmung Einfluss nehmen. Viele Frauen erleben aufgrund der Schwankungen im Hormonhaushalt mehr oder weniger starke Stimmungsschwankungen, auch und gerade in der Zeit der Wechseljahre. Bei manchen gerät die hormonelle Regulation so aus dem Gleichgewicht, das Probleme entstehen.

Ursachen

Ursachen für Hormonstörungen und die damit zusammenhängenden Problemen sind vielfältig. Sie können zum Teil durch fachärztliche Untersuchungen festgestellt und auch zum Teil mithilfe der modernen Medizin behandelt werden. Allerdings löst der Einsatz von Hormonen seit vielen Jahren kontroverse Diskussionen aus. Es gibt Befürworter und auch solche, die jeglichen Hormoneinsatz ablehnen. Wahrscheinlich liegt die Wahrheit irgendwo dazwischen. Der Einsatz moderner Medizin bietet die Möglichkeit, die Wirkungen an sehr vielen Menschen zu beobachten und daraus statistische Schlüsse zu ziehen. Allerdings gibt es keine Methode, die auf alle nur positiv wirkt. Für manche Betroffene sind die Nebenwirkungen der eingesetzten Mittel schlechter zu verkraften als die Symptome, die durch Hormonstörungen ausgelöst werden.

Die TCM bietet Möglichkeiten, Hormonstörungen und Menstruationsprobleme auf natürliche Art und Weise zu behandeln. Wenn Sie betroffen sind, nutzen Sie diese Möglichkeiten, wir machen immer wieder gute Erfahrungen damit.

Wann zum Arzt?

Suchen Sie auf jeden Fall einen Arzt auf, wenn im Rhythmus Ihrer Menstruation plötzlich Veränderungen auftreten, beispielsweise die Periode ausbleibt oder in zu kurzen Abständen erfolgt. Auch Blutungen, die Ihnen ungewöhnlich heftig erscheinen und die Sie womöglich schwächen, müssen Sie frauenärztlich abklären lassen.

TCM-Methoden

Hierfür werden „Hormonpunkte" genutzt, deren Stimulation die Fehlsteuerungen im weiblichen Zyklus wieder ausgleichen können. Solche Punkte befinden sich am Bein und auf dem Rücken.

Milz 4 liegt an der Fußinnenkante ungefähr in der Mitte zwischen den Zehen und der Ferse, in dem Übergangsbereich zwischen der Hornhaut der Fußsohle und der weicheren Haut auf dem Fußrücken. Man sagt auch gern „zwischen weißem und rotem Fleisch".

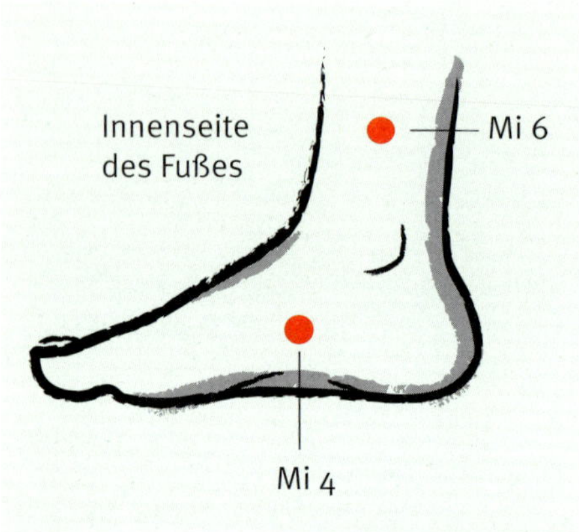

Milz 6 befindet sich am Unterschenkel, etwa eine Handbreite über dem Innenknöchel an der Hinterkante des Schienbeinknochens. An dieser Stelle ist man ebenso weit von der Vorderseite des Beines entfernt wie von der Hinterseite.

- Die Stimulation dieser Punkte hilft, wenn der Rhythmus des Zyklus gestört ist, also bei zu lang anhaltenden, zu kurzen, zu häufigen oder zu seltenen Blutungen.

Beide Punkte sprechen sehr gut auf Moxibustion an. Am einfachsten ist es, auf jeden Punkt ein rundes Moxapflaster von etwa zwei bis drei Zentimetern Durchmesser zu kleben und es zwei Tage dort zu belassen. Das Pflaster ist mit Heilkräutertinkturen getränkt und erzeugt auf der Haut eine Erwärmung. Manche Menschen reagieren auf diese Pflaster allergisch. Entfernen Sie das Pflaster, wenn es Ihnen nicht angenehm ist oder wenn Sie Juckreiz oder Schmerzen an dieser Stelle empfinden.

Die Punkte kann man auch mit der Moxazigarre stimulieren, jeweils für etwa fünf Minuten auf jeder Seite bzw. so lange, bis der Punkt gerötet und angenehm warm geworden ist. Dazu bringt man den glühenden Teil der Moxazigarre immer wieder in die Nähe des Punktes, bis man die Wärme deutlich spürt, und entfernt ihn dann wieder. Die Moxazigarre können Sie an einem Tag bis zu viermal anwenden. Zwischen den einzelnen Anwendungen sollten jeweils etwa zwei Stunden liegen.

Blase 31: Dieser Punkt liegt auf dem Rücken über dem Kreuzbein. Er befindet sich etwas weniger als eine Dau-

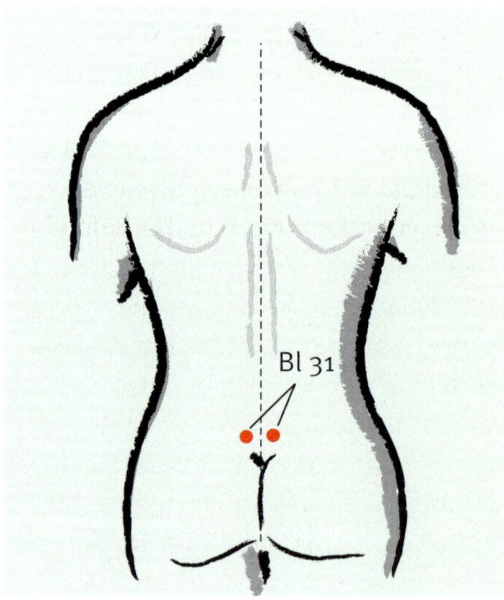

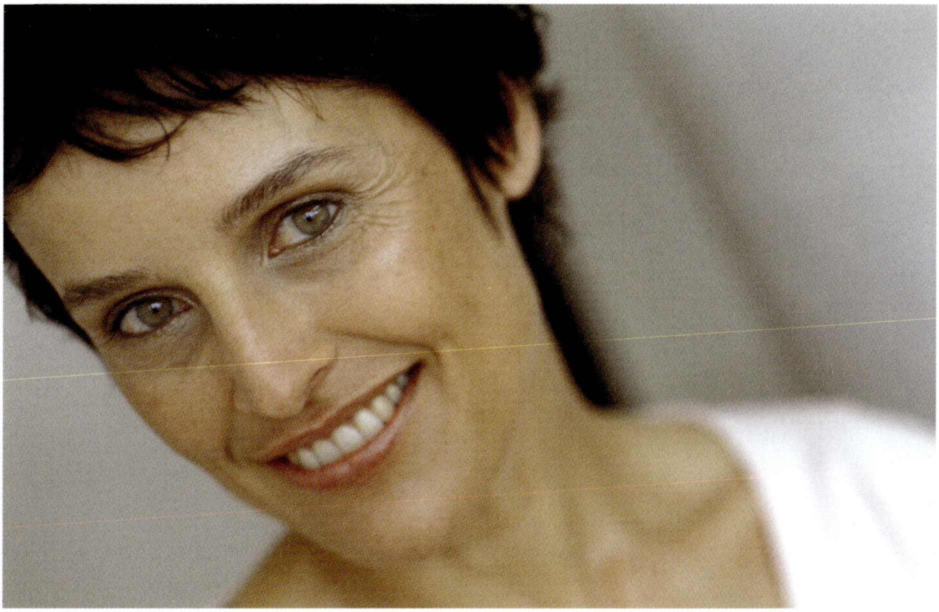

Beschwerden, die mit dem weiblichen Hormonzyklus zusammenhängen, lassen sich gut mit Moxibustion behandeln.

menbreite neben der hinteren Mittellinie des Körpers. Orientieren Sie sich an den Hüftbeinschaufeln. Wenn Sie diese ertasten, so haben Sie eine obere Orientierung. Als untere Orientierung richten Sie sich nach der Pofalte, dort, wo die Pobacken unten in das Bein einmünden. Diese Strecke teilen Sie nun in vier Viertel ein und gehen von oben ein Viertel nach unten oder von unten drei Viertel nach oben. Weniger als eine Daumenbreite neben der Mitte des ersten Kreuzbeinwirbels fallen Sie dabei in eine kleine Kuhle auf dem Kreuzbein. Dort ist ein Loch in der knöchernen Struktur des Kreuzbeins. Hier sind Sie richtig. Bei eher dickerem Gesäß, also bei recht weiblichen Formen, ist es nicht so leicht, diese Knochenlücke zu finden. Kein Problem, schauen Sie sich das Bild an und suchen Sie in dem Zielgebiet eine Stelle, an der Ihnen die Moxibustion angenehm ist. Durch die Erwärmung der Region erreichen Sie eine genügend große Fläche, da ist der Punkt ganz sicher mit dabei.

Meist ist die Anwendung der Moxazigarre an dieser Stelle sehr schwer selbst zu bewerkstelligen. Ein Helfer ist da ratsam. Man kann diesen Punkt anfangs bis zu einmal täglich moxibustieren,

Info

Symptomverschlimmerung: Jetzt wird aufgeräumt

Ich vergleiche Erstverschlimmerungen gern mit dem Zustand einer Wohnung beim Aufräumen. Denn wenn man gerade dabei ist, gründlich aufzuräumen, ist es eine Zeitlang viel unaufgeräumter in der Wohnung – alles wird aus Regalen und Schränken geräumt und steht erstmal im Weg herum, bis man die Schränke und Gegenstände gesäubert hat und alles wieder ordentlich verstaut ist. Beachten Sie aber bitte, dass eine Verschlechterung nicht in Zusammenhang mit der Behandlung stehen muss, sondern auch auf dem Fortschreiten der Erkrankung beruhen kann. Erstverschlimmerungen sollten daher nie länger als eine Woche anhalten, ansonsten wenden Sie sich bitte an einen Therapeuten Ihres Vertrauens.

jeweils für etwa fünf Minuten auf jeder Seite. Nach einigen Tagen bis zu einer Woche behandelt man dann nur noch jeden zweiten Tag und dehnt die behandlungsfreien Zeiträume immer mehr aus, bis man nach etwa sieben Wochen nur noch höchstens einmal pro Woche eine Moxibustion durchführt.

- Blase 31 hilft besonders bei Beschwerden, die im Verlauf der Wechseljahre auftreten können, also Stimmungsschwankungen, Hitzewallungen oder Schlafstörungen.

Viele Frauen sind davon begeistert und sie brauchen keine oder nur noch sehr viel weniger andere Maßnahmen. Es lohnt sich auf jeden Fall, es auszuprobieren, Sie können nichts verkehrt machen und auch keine Verschlechterung bewirken. Kurzfristige Symptomverschlimmerungen sind meist ein Zeichen dafür, dass der Körper gut anspricht, und gehen schnell vorüber.

Ergänzende Maßnahmen

Cinnamomum D6: Bei zu heftigen Blutungen hilft das Homöopathikum Cinnamomum D6: Lassen Sie drei- bis zehnmal täglich eine Tablette im Mund zergehen. Sobald die Blutung nachlässt, können Sie sie absetzen und sofort wieder einnehmen, wenn die Blutung wieder zu heftig ist und Sie durch zu großen Blutverlust geschwächt werden. Wenn Sie keinen Erfolg mit diesem Mittel haben, dann zögern Sie nicht zu lange, sich auch Hilfe bei Ihrem Frauenarzt zu holen, denn es sollte schon abgeklärt werden, ob für die heftigen Blutungen Ursachen vorliegen, die man eventuell durch einen kleinen Eingriff schnell beheben kann. Sollte allerdings die komplette Entfernung der Gebärmutter erwogen werden, dann nehmen Sie sich genügend Bedenkzeit, um weitere Alternativen zu erkunden. Wenn nicht gerade ein Krebsgeschehen vorliegt, bei dem der Frauenarzt zur Eile drängen wird, besteht meist genügend Zeit, um erst mal alle anderen Methoden auszuprobieren.

Suchen Sie sich einen Therapeuten, der Ihnen Homöopathie und/oder TCM anbietet. Fragen Sie im Bekanntenkreis und lesen Sie auch die Rubriken in den populären Zeitschriften. Probieren Sie die Alternativen aus, solange sie einen gesteckten Zeitrahmen oder Ihre finanziellen Mittel nicht überschreiten.

Phyto-Strol Loges: Für die speziellen Beschwerden im Rahmen der Wechseljahre steht uns seit einiger Zeit ein hervorragendes Mittel aus dem Extrakt der sibirischen Rhabarberwurzel zur Verfügung. Sie bekommen das Mittel unter dem Namen Phyto-Strol Loges. Es ist frei verkäuflich und signifikant wirksam bei den meisten Wechseljahresbeschwerden. Die Hitzewallungen nehmen ab, ein positiver Effekt auf Haut und Haare wurde ebenfalls beobachtet. Hervorragend sind auch die Wirkungen dieses Mittels auf die psychische Verfassung – übrigens nicht nur in den Wechseljahren, sondern auch schon davor. Unsere Patientinnen berichten von guten Erfahrungen bei Schlafstörungen, depressiven Verstimmungen, Reizbarkeit, Ängstlichkeit, körperlicher und geistiger Erschöpfung sowie bei Sexualproblemen und Harnwegsbeschwerden.

- Die Behandlung mit diesem Mittel führt nicht zur Gewichtszunahme, wie es bei Hormongaben oft der Fall ist.

Auch die Gefahr der Geschwulstbildung an der weiblichen Brust oder der Gebärmutterschleimhaut, wie sie bei Hormongaben in den Wechseljahren häufig beobachtet werden, besteht bei Phyto-Strol Loges nicht.

Entspannung: Beachten Sie auch, dass der weibliche Zyklus in Verbindung mit dem Rhythmus des Lebens steht. Wenn Ihr Lebensrhythmus nicht mehr stimmig ist, wenn Sie sich ständig überfordern, wenn die Phasen von Anspannung und Entspannung nicht mehr im Gleichgewicht sind, dann sollten Sie Ihren Lebensrhythmus ändern. Wenn der Stress zu groß ist, ändern Sie die Dinge, die Sie ändern können, versuchen Sie, sich mit dem zu arrangieren, was Sie (jetzt oder gar) nicht ändern können und lernen Sie das eine vom anderen zu unterscheiden.

Asiatische Bewegungstherapie: Die Übungen der asiatischen Bewegungstherapie können, regelmäßig ausgeführt, unsere Körperfunktionen wieder harmonisieren. Übernehmen Sie einfach die folgende Übung in Ihren Tagesablauf und beobachten Sie, welche Wirkung sie erzielen.

ÜBUNG

Den eigenen Rhythmus finden

Die Übungen der asiatischen Bewegungstherapie wirken auf den Körper in Form von Bildern. Sie können Weichen umstellen und damit unsere Körperfunktionen wieder harmonisieren. Probieren Sie es aus und übernehmen Sie solche Übungen in Ihren Tagesablauf. Richten Sie sich dabei nach ihren eigenen Empfindungen und entscheiden Sie selbst, was Ihnen gut bekommt und was nicht. Geben Sie einer Übung etwa eine Woche lang eine Chance, um festzustellen, ob sie gute Effekte auf Sie hat oder nicht.

Die folgende einfache Übung können Sie sogar im Sitzen durchführen. Nehmen Sie eine entspannte Haltung an, Sie dürfen den Rücken anlehnen, die Beine sind leicht angewinkelt.

Halten Sie beide Hände vor den Köper. Die Handflächen sind leicht geöffnet und zeigen nach oben, der Daumen liegt jeweils auf dem Zeigefinger. Legen Sie die Hände nun so aneinander, dass der kleine Finger der einen Hand den Zeigefinger der anderen Hand berührt.

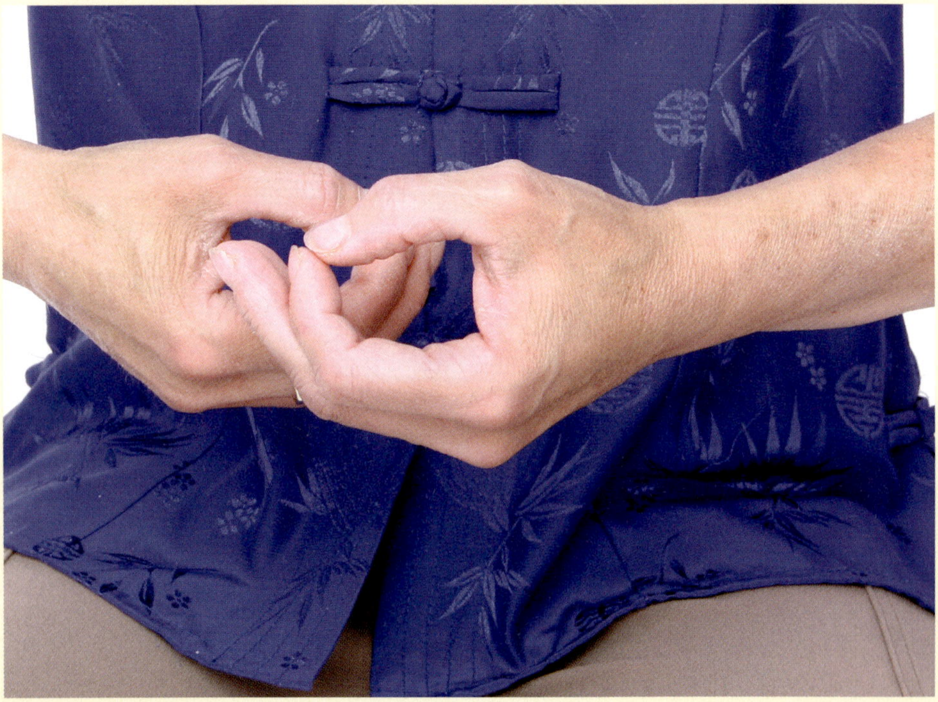

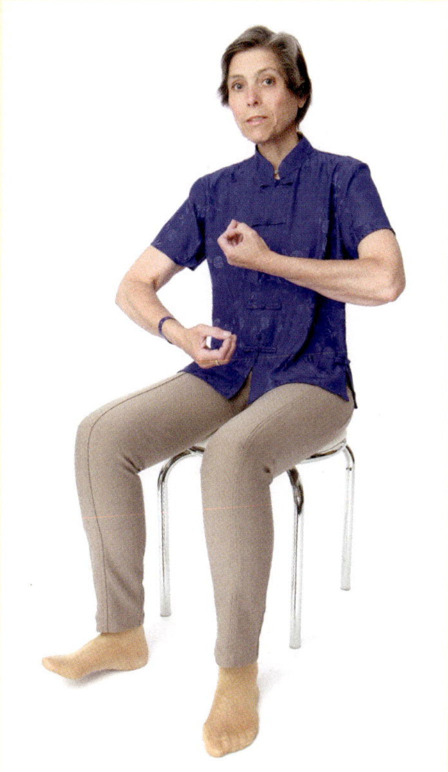

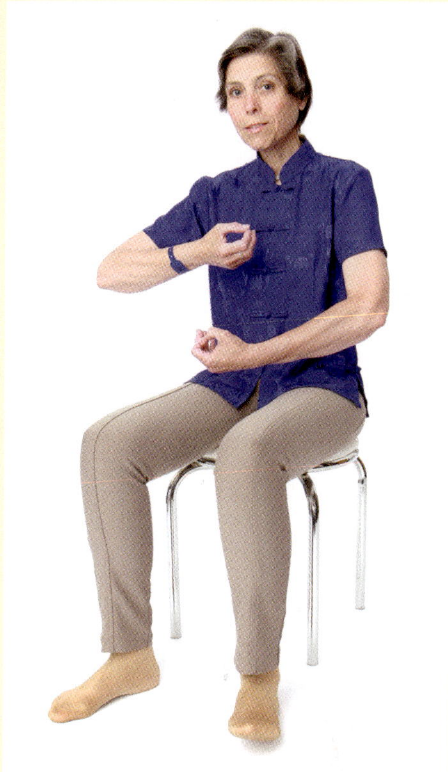

Bewegen Sie nun die körpernähere Hand nach oben bis zur Brust. Heben Sie gleichzeitig die diagonal gelegene Fußspitze leicht an, so, als würden Sie gehen. Nun führen Sie die soeben erhobene Hand weiter mit der schöpfenden Handfläche nach oben gerichtet vor dem Brustkorb abwärts bis etwa wieder zur Bauchnabelhöhe. Jetzt nicht mehr so nah am Körper, sondern mit einem kleinen Abstand. Gleichzeitig wird die andere, nun körpernähere Hand nach oben geführt. Der andere Fuß wird mit der Fußspitze leicht angehoben, der vorige kommt wieder zum Boden zurück.

Diese Übung führt zu einer leichten Schaukelbewegung des Körpers. Sie können Ihren Rhythmus dabei selbst bestimmen. Es ist ratsam, die Übung recht langsam auszuführen, sie werden es selbst schnell merken, in welchem Tempo Ihr persönlicher Rhythmus für diese Übung liegt. Stellen Sie sich dabei vor, Sie gehen Ihren eigenen Lebensweg, Sie schöpfen für sich selbst genügend Kraft von der universellen Lebensenergie, die überall in der Natur für Sie bereitsteht. Man kann dabei in eine leichte Trance geraten und Erholung empfinden.

Zahnschmerzen

Zahnschmerzen sind für die Betroffenen äußerst unangenehm. Man kann ihnen nicht ausweichen und sie verleiden einem so richtig das Leben. Jeder weiß, dass man mit Zahnschmerzen zum Zahnarzt muss, aber in der Zwischenzeit ist es schon mal hilfreich, wenn man wenigstens die Schmerzen vermindern kann.

Ursachen

Mit Zahnschmerzen sind an dieser Stelle Schmerzgeschehen gemeint, die mit den Zähnen sowie mit dem Zahnhalteapparat, also dem Kiefer, in Zusammenhang stehen. Schmerzen, die beispielsweise durch entzündete Nasennebenhöhlen oder gereizte Gesichtsnerven verursacht werden und in den Kiefer ausstrahlen, sind hier nicht gemeint.

Wann zum Arzt?

Bei Zahnschmerzen ist es stets sinnvoll, den Zahnarzt aufzusuchen. Das Aufdecken der Ursachen und die notwendige Behandlung kann nur ein Zahnarzt bieten. Dennoch gibt es Fälle, in denen man bei plötzlich auftretenden Zahnschmerzen nicht sofort zum Arzt gehen kann, beispielsweise am Wochenende oder auf Reisen. Auch die nach einer Zahnbehandlung vorübergehend auftretenden Schmerzen lassen sich durch Stimulierung des folgenden Punktes abkürzen.

TCM-Methoden

Dickdarm 1: Ein guter Akupunkturpunkt, dessen Stimulierung in den meisten Fällen zu einer Schmerzlinderung verhilft, ist der Punkt Di 1. Man muss sich allerdings bewusst machen, dass damit zwar die Schmerzen eine Zeitlang unterdrückt, jedoch ihre Ursachen so nicht beseitigt werden können.

Der Punkt Di 1 gehört zum Dickdarmmeridian und befindet sich auf dem Zeigefinger der Hand, am unteren Winkel des Fingernagels auf der zum Daumen zeigenden Seite. Man kann

„Zahnschmerzpunkt"

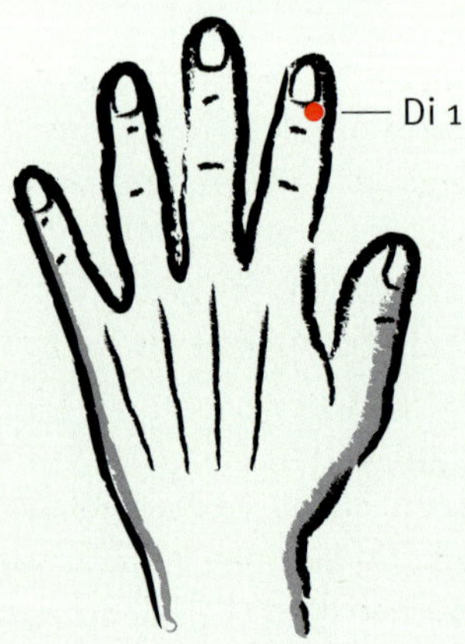

dort bei akuten Schmerzen mit dem eigenen Daumennagel oder mit einem stumpfen Gegenstand, beispielsweise einer Häkelnadel, fest drücken. Bei manchen Menschen lassen die Zahnschmerzen schon nach einer Minute nach, bei manchen muss man auch bis zu zehn Minuten drücken. Wenden Sie so viel Druck an, wie es noch gut vertragen wird. Auch die Stimulation mit dem Elektroakupunkturgerät an Di 1 lindert nach etwa einer Minute die Zahnschmerzen.

Liegt bereits ein chronisches Schmerzgeschehen vor, bei dem alle zahnärztlichen Möglichkeiten ausgeschöpft wurden, kann man an diesem Punkt die Moxamethode anwenden. Zum Anwärmen des Akupunkturpunktes Di 1 eignet sich die Moxazigarre, mit der man täglich ein bis zwei Moxibustionen durchführt, jeweils für fünf bis zehn Minuten.

Moxa der Reflexzone: Das Moxarad eignet sich insbesondere an der Region der Hand, in der nach der koreanischen Handakupunktur Koryo Sooji Chim (siehe auch Seite 16) die Zähne repräsentiert sind. Hierzu werden mehrere stiftförmige Moxen in das Moxarad gesteckt und angezündet. Dann wird das Moxarad auf die Fingerinnenseiten gelegt. Das Zentrum des Rades sollte sich etwa auf dem Endglied des Mittelfingers befinden. Auf diese Weise wärmt das

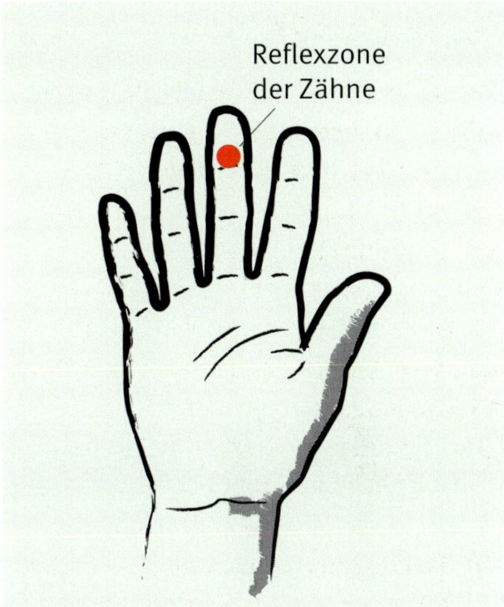

Moxarad die Reflexzone für den Kopf sowie die gesamte umgebende Region. Durch die milde Wärme wird das korrespondierende Areal der Zähne nachhaltig stimuliert.

Werden mit diesen Methoden täglich ein bis zwei Moxibustionen durchgeführt, sollte es nach ungefähr fünf Tagen zu einer deutlichen Schmerzlinderung kommen. Wenn sich innerhalb dieser Zeit die Schmerzen nicht verringern, dann sollte man auf eine andere Methode ausweichen, denn dann ist es eher unwahrscheinlich, dass der Körper noch mit einer Schmerzverringerung reagiert. Nicht jeder spricht auf Akupunktur gleich gut an und nicht immer kann man das körpereigene System bei Schmerzen zu einer Selbstheilung veranlassen. Ein Versuch lohnt aber in jedem Fall.

- Die Moxibustion soll nicht durchgeführt werden, wenn Fieber aufgetreten ist oder wenn neben den Zahnschmerzen auch Gesichtsröte als Krankheitszeichen vorhanden ist.

Ergänzende Maßnahmen

- Das Kauen einer Gewürznelke hat eine leicht betäubende Wirkung auf die Schleimhäute und macht die Zahnschmerzen erträglicher.
- Vorbeugen ist für die Zähne allemal das Beste. Im Mundraum ist die Zahnhygiene das A und O. Fast in jeder Zahnarztpraxis wird professionelle Zahnreinigung angeboten. Hier wird auch erklärt, worauf es bei der täglichen Zahnpflege ankommt. Regelmäßige Verwendung von Zahnseide und der Munddusche sowie der Gebrauch einer elektrischen Zahnbürste sind zur Prophylaxe sehr empfehlenswert.
- Auch die Ernährung hat einen großen Anteil an der Gesunderhaltung der Zähne. Zucker fördert bekanntlich die Entstehung von Karies und sollte so weit wie möglich vermieden werden. Dagegen stellen Obst, Gemüse und Körner alle Nährstoffe zur Verfügung, um die Zähne gesund zu erhalten. Ein Apfel nach der Mahlzeit ersetzt zwar nicht die Zahnbürste, aber er verbessert das Milieu im Mundraum und mindert dadurch schädliche Einflüsse.

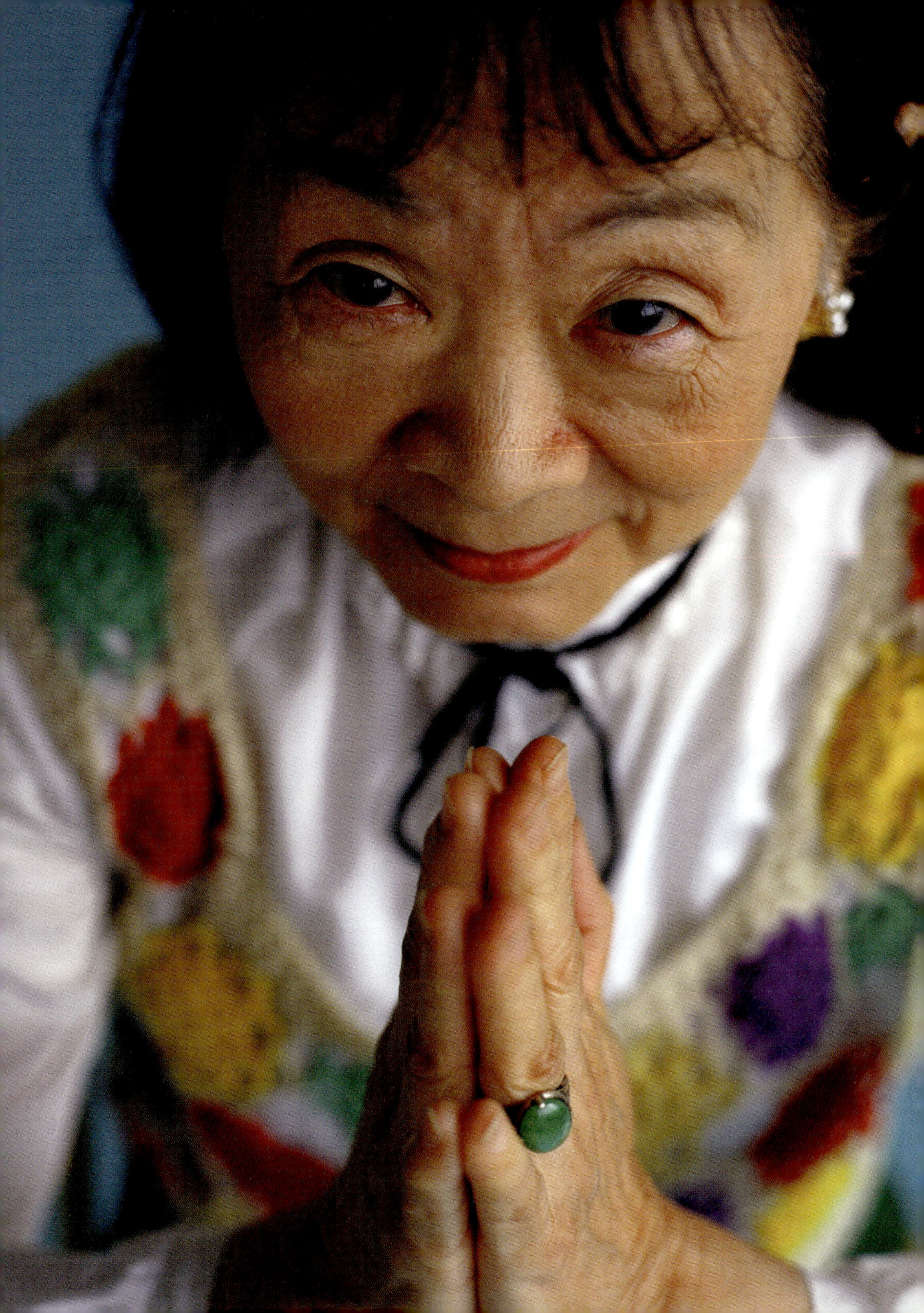

Adressen und Bücher, die weiterhelfen

Akupunkturbedarf

Alle in diesem Buch erwähnten Materialien und Geräte haben wir bei Akupunkturbedarf Peter Nawrot,
63762 Großostheim,
Meergrubenstr. 5,
Telefon 06026/996 801 bezogen.

Ihn haben wir im Laufe der Jahre als einen kompetenten und fairen Geschäftspartner kennen gelernt. Durch seine Anregung haben wir manchen Tipp verwenden und heilbringend umsetzen können, in den meisten Fällen sehr zum Vorteil unserer Patienten. Auch weiterführende Literatur beschafft uns Herr Nawrot immer schnell und preiswert.

Metabolic Typing

Adressen von Therapeuten in Ihrer Nähe, die das Metabolic Typing durchführen, bietet die Firma Horisan GmbH, Telefon: 0281/300 287 2.

Literatur

Alix, Jean-Claude: Der Schlüssel zur ewigen Gesundheit. Wolfland, Ratingen 2002

Breuer, Vera: Akupunkturwissen in Fällen und Fragen. Hippokrates, Stuttgart 2006

Hecker, Hans-Ulrich, Peuker, Elmar Th., Steveling, Angelika: Handbuch Traditionelle Chinesische Medizin. Haug, Stuttgart 2003

Hempen, Carl-Hermann: Taschenatlas Akupunktur. Thieme, Stuttgart 2005

Register

C

D

E

F

L

M

N

O

P

Bibliografische Information der Deutschen Nationalbibliothek
Die Deutsche Nationalbibliothek verzeichnet diese Publikation in der Deutschen Nationalbibliografie; detaillierte bibliografische Daten sind im Internet über http://dnb.d-nb.de abrufbar

Liebe Leserin, lieber Leser,
hat Ihnen dieses Buch weitergeholfen? Für Anregungen, Kritik, aber auch für Lob sind wir offen. So können wir in Zukunft noch besser auf Ihre Wünsche eingehen. Schreiben Sie uns, denn Ihre Meinung zählt!

Ihr Karl F. Haug Verlag

E-Mail Leserservice:
heike.schmid@medizinverlage.de

Adresse: Lektorat Karl F. Haug Verlag,
Postfach 30 05 04, 70445 Stuttgart
Fax: 0711-8931-748

Programmplanung: Dr. Elvira Weißmann-Orzlowski

Bearbeitung: Sabine Seifert · Satz/Grafik/Lektorat
Bildredaktion: Christoph Frick
Illustrationen: Sabine Seifert
Umschlaggestaltung und Layout:
CYCLUS · Visuelle Kommunikation, 70186 Stuttgart
Satz: Sabine Seifert, 70327 Stuttgart
Satzsystem: QuarkXPress
Druck und Verarbeitung: AZ Druck und Datentechnik GmbH, 87437 Kempten

Gedruckt auf chlorfrei gebleichtem Papier

ISBN 978-3-8304-2276-1 1 2 3 4 5

Bildnachweis:
Umschlagfoto: Mauritius
Fotos im Innenteil: Vera Breuer: S. 2, 44, 57, 74, 93, 106, 115, 130, 131; ccvision: S. 121; creativ collection: S. 22; Christoph Frick: S. 113; Ginseng Int., Benzstr. 6, 65779 Kelkheim: S. 28/29; image source: S. 10/11, 37, 50/51; Photo Disc: S. 8, 20, 33, 41, 47, 135; Pixland: S. 66, 77, 99, 124, 127; Fridhelm Volk: S. 44; Thieme Verlagsgruppe: S. 18